AF358447

BIBLIOTHÈQUE MÉDICALE

FONDÉE PAR MM.

J.-M. CHARCOT et G.-M. DEBOVE

DIRIGÉE PAR M.

G.-M. DEBOVE

Membre de l'Académie de médecine,
Professeur à la Faculté de médecine de Paris,
Médecin de l'hôpital Andral.

BIBLIOTHÈQUE MÉDICALE CHARCOT-DEBOVE

VOLUMES PARUS DANS LA COLLECTION

. Hanot. La Cirrhose hypertrophique avec ictère chronique.

G.-M. Debove et Courtois-Suffit. Traitement des pleurésies purulentes.

J. Comby. Le Rachitisme.

Ch. Talamon. Appendicite et Pérityphlite.

G.-M. Debove et Rémond (de Metz). Lavage de l'estomac.

J. Seglas. Des Troubles du langage chez les aliénés.

A. Sallard. Les Amygdalites aiguës.

L. Dreyfus-Brissac et I. Bruhl. Phtisie aiguë.

P. Sollier. Les Troubles de la mémoire.

De Sinety. De la Stérilité chez la femme et de son traitement.

G.-M. Debove et J. Renault. Ulcère de l'estomac.

G. Daremberg. Traitement de la Phtisie pulmonaire. 2 vol.

Ch. Luzet. La Chlorose.

E. Mosny. Broncho-Pneumonie.

A. Mathieu. Neurasthénie.

N. Gamaleïa. Les Poisons bactériens.

H. Bourges. La Diphtérie.

Paul Blocq. Les Troubles de la marche dans les maladies nerveuses.

P. Yvon. Notions de pharmacie nécessaires au médecin. 2 vol.

L. Galliard. Le Pneumothorax.

E. Trouessart. La Thérapeutique antiseptique.

Juhel-Rénoy. Traitement de la fièvre typhoïde.

J. Gasser. Les Causes de la fièvre typhoïde.

G. Patein. Les Purgatifs.

A. Auvard et E. Caubet. Anesthésie chirurgicale et obstétricale.

L. Catrin. Le Paludisme chronique.

Labadie-Lagrave. Pathogénie et traitement des néphrites et du mal de Bright.

E. Ozenne. Les Hémorroïdes.

Pierre Janet. État mental des hystériques. — Les stigmates mentaux.

H. Luc. Les Névropathies laryngées.

R. du Castel. Tuberculoses cutanées.

J. Comby. Les Oreillons.

Chambard. Les Morphinomanes.

J. Arnould. La Désinfection publique.

Achalme. Erysipèle.

P. Boulloche. Les Angines à fausses membranes.

E. Lecorché. Traitement du diabète sucré.

Barbier. La Rougeole.

M. Boulay. Pneumonie lobaire aiguë. 2 vol.

A. Sallard. Hypertrophie des amygdales.

Richardière. La Coqueluche.

G. André. Hypertrophie du cœur.

E. Barié. Bruits de souffle et bruits de galop.

L. Galliard. Le Choléra.

Polin et Labit. Hygiène alimentaire.

Boiffin. Tumeurs fibreuses de l'utérus.

E. Rondot. Le Régime lacté.

Ménard. Coxalgie tuberculeuse.

F. Verchère. La Blennorrhagie chez la femme. 2 vol.

F. Legueu. Chirurgie du rein et de l'uretère.

P. de Molènes. Traitement des affections de la peau. 2 vol.

Ch. Monod et J. Jayle. Cancer du sein.

P. Mauclaire. Ostéomyélites de la croissance.

Blache. Clinique et thérapeutique infantiles. 2 vol.

A. Reverdin (de Genève). Antisepsie et Asepsie chirurgicales.

Louis Beurnier. Les Varices.

G. André. L'Insuffisance mitrale.

Guermonprez (de Lille) et Bécue (de Cassel). Actinomycose.

P. Bonnier. Vertige.

De Grandmaison. La Variole.

A. Courtade. Anatomie, physiologie et séméiologie de l'oreille.

J.-B. Duplaix. Des Anévrysmes.

Ferrand. Le Langage, la Parole et les Aphasies.

Paul Rodet et C. Paul. Traitement du Lymphatisme.

H. Gillet. Rythmes des bruits du cœur (physiologie et pathologie).

POUR PARAITRE PROCHAINEMENT

Legrain. Microscopie clinique.

G. Martin. Myopie, Hyperopie, Astigmatisme.

Garnier. Chimie médicale. 2 vol.

Robin. Ruptures du cœur.

A. Martha. Des Endocardites aiguës.

Pierre Achalme. Immunité.

J. Comby. L'Empyème pulsatile.

Lecorché. Traitement de la goutte.

J. Arnould. La Stérilisation alimentaire

E. Périer. Hygiène alimentaire des enfants.

J. Garel. Rhinoscopie.

M. Bureau. Les Aortites.

Mauclaire et De Bovis. Des Angiomes.

Chaque volume se vend séparément. Relié : 3 fr. 50

RYTHMES

DES

BRUITS DU COEUR

PAR

Le Dr H. GILLET

Ancien interne des Hôpitaux.

AVEC 23 FIGURES DANS LE TEXTE

PARIS

RUEFF ET Cie, ÉDITEURS

106, BOULEVARD SAINT-GERMAIN, 106

1894

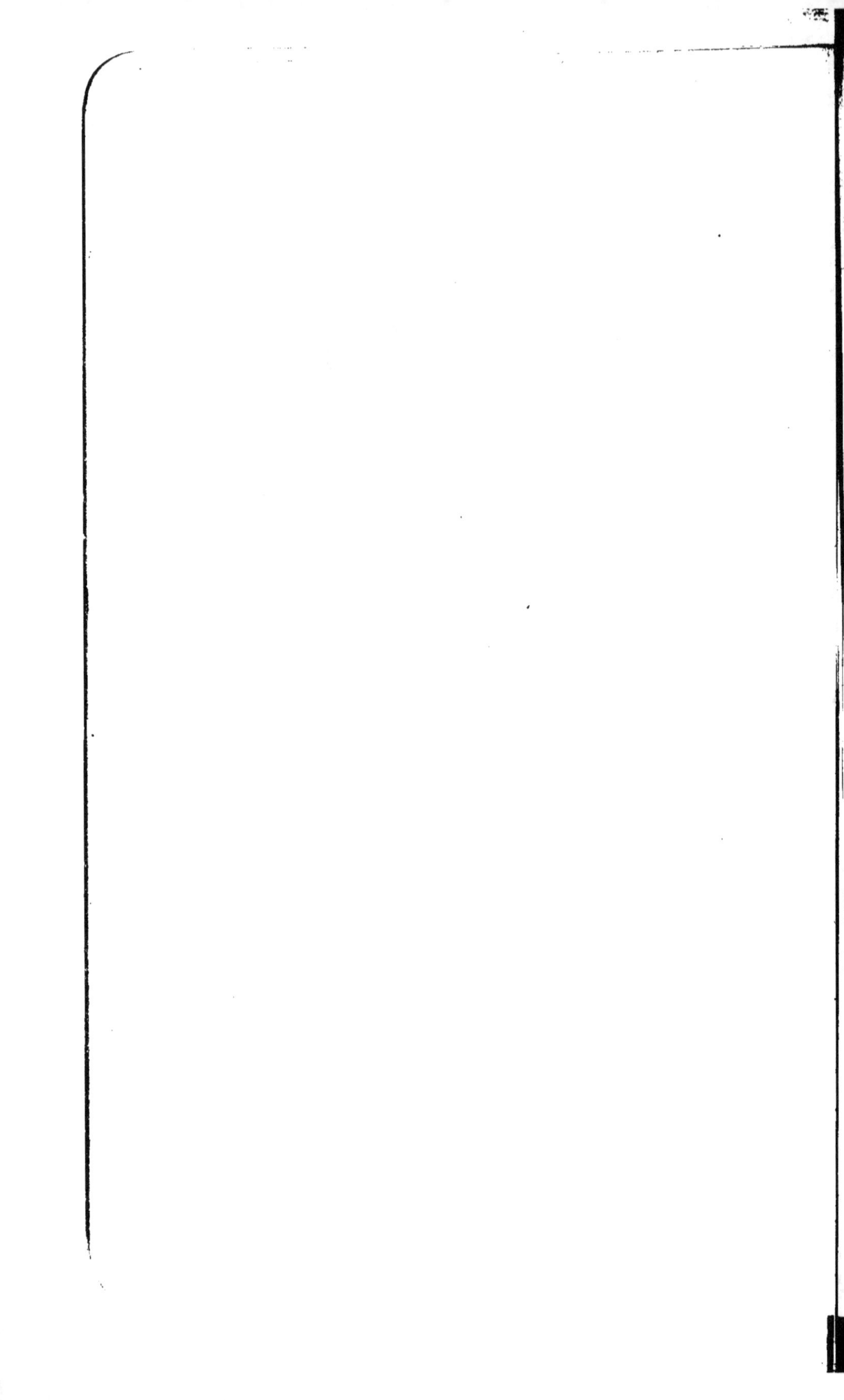

RYTHMES
DES BRUITS DU COEUR

PRÉFACE

Le cœur présente deux sortes de rythmes, celui de ses pulsations, rapport des systoles ventriculaires entre elles, et celui de ses bruits, relation des différents éléments de sa révolution.

Le rythme des pulsations cardiaques ne s'établit que par la comparaison de toute une série de chocs précordiaux; le rythme des bruits du cœur trouve toutes ses modalités normales ou pathologiques dans l'analyse d'une seule révolution cardiaque, prise comme unité. C'est uniquement à ce dernier que Laënnec faisait allusion dans son immortel ouvrage, au chapitre qu'il intitule même « Du rythme des battements cardiaques », lorsqu'il écrit[1] : « J'entends par rythme l'ordre des contractions des diverses parties du cœur telles qu'elles se font entendre et sentir par le stéthoscope, leur durée respective, leur succession, et, en général, leur rapport entre elles. »

Le rapport des chocs précordiaux dans leur succession se reflète en général, mais non forcément, dans le pouls artériel, et souvent on se contente d'interroger ce dernier à la radiale. Il peut cependant y avoir discordance entre le pouls cardiaque et l'artériel ; c'est ce qui arrive fréquemment dans les cardiopathies où toutes les pulsations cardiaques peuvent ne pas avoir une force suffisante pour se traduire par un soulèvement de l'artère, ce qui fait qu'on a un cœur vite pour un pouls rare (faux pouls lent de Tripier). Une oblitération artérielle, incapable d'empêcher complètement la circulation, peut abolir le phénomène du pouls dans les artères situées au-dessous du tronc malade.

1. R.-T.-H. LAËNNEC. *Traité de l'auscultation médiate et des maladies des poumons et du cœur*. Édition de la Faculté, 1879, p. 750.

C'est donc au cœur lui-même qu'il faut s'adresser pour obtenir un résultat qui ne soit vicié d'aucune sorte; le rythme cardiaque proprement dit est moins une affaire d'auscultation qu'une constatation révélée par la simple palpation, et rendue visible par l'enregistrement cardiographique ou même sphygmographique, lorsqu'il y a concordance entre le cœur et l'artère radiale.

C'est au rythme des pulsations cardiaques que se rapportent les constatations de fréquence, rapidité (tachycardie), de ralentissement, de rareté (bradycardie), de régularité ou d'irrégularité (irrégularité vraie, intermittences, irrégularité régulière), de force ou d'égalité (inégalité vraie, inégalité régulière), etc.

Ces modifications pathologiques du rythme des pulsations cardiaques, enrichies de quelques acquisitions récentes, demanderaient aussi à être méthodiquement classés.

Cette classification est encore plus nécessaire pour les altérations survenues dans le rythme des bruits du cœur qui nous occuperont.

Bien que l'étude d'un certain nombre de

rythmes des bruits du cœur observés à l'état pathologique laisse encore bien des points dans l'ombre ou ne soit même parfois qu'à l'état d'ébauche, l'heure actuelle n'en semble pas moins propice pour rassembler tous les matériaux épars et pour en faire l'inventaire méthodique. Du bilan que nous allons établir de nos connaissances actuelles ressortira l'importance de ce chapitre de séméiologie. Si la révision générale à laquelle nous allons nous livrer nous montre une physiologie cardiaque assez bien assise, notre incursion dans le domaine de la pathologie nous dévoilera des lacunes, dont il est bon d'être prévenu.

Dès l'antiquité, les médecins avaient observé les changements survenus dans le rythme des pulsations cardiaques. Il est vrai qu'ils demandaient leurs renseignements plutôt au pouls qu'à l'examen de la pointe du cœur elle-même. Leurs moyens incomplets d'investigation ne pouvaient aboutir qu'à des résultats médiocres.

Il fallut attendre jusqu'à la découverte précieuse de Laënnec pour pénétrer plus avant le secret du fonctionnement cardiaque. Jusque-là les savants et les médecins avaient vu battre le cœur et le sang circuler ; ils avaient, dans leur examen, interrogé l'organe à l'aide de la vue et du toucher ; ils n'avaient rien demandé à l'ouïe. L'organe qu'ils avaient vu battre, Laënnec le leur fit entendre.

La connaissance des bruits du cœur ne remonte donc pas à un grand nombre d'années, puisque c'est seulement en 1819 que parut la première édition de l'*Auscultation médiate* due à l'illustre médecin.

On peut dire que ce n'est guère que de cette époque que date vraiment la pathologie cardiaque. Jusque-là, malgré la valeur incontestable de quelques-uns, la séméiologie des maladies du cœur se débattait dans le vague et le flou des symptômes subjectifs [1].

Les travaux importants de *Malpighi* sur les polypes du cœur et des gros vaisseaux, le livre de *Lancisi* : De motu cordis et anevrysmatibus, le *Traité de la structure du cœur* de *Vieussens*, font date dans l'histoire de la médecine ; on y

1. *Voy.* J. Parrot. Article Cœur (Pathologie médicale.) (*Dictionnaire encyclopédique des sciences médicales*, 1re série, t. XVIII, p. 383 et suivantes.)

trouvera cependant plus de renseignements anatomo-pathologiques que de détails cliniques.

Valsalva a laissé un nom, grâce à son traitement des anévrismes ; *Sénac*, dans son *Traité de la structure du cœur*, a abordé beaucoup de sujets intéressants de la pathologie cardiaque ; *Morgagni* consacre quelques-unes de ses lettres aux affections des organes circulatoires ; *Avenbrugger* découvre la percussion et l'applique à l'étude des maladies du cœur ; *Corvisart* le traduit, le commente et manque presque de découvrir les bruits du cœur.

Malgré ces œuvres importantes et d'autres encore, signées des noms les plus illustres, c'était, faute d'avoir eu l'idée d'appliquer l'oreille directement sur la poitrine, le règne de la confusion ; et nous pouvons nous en faire aujourd'hui une idée exacte, lorsque nous constatons que presque tous les signes qui trahissent une lésion ou un trouble de l'organe central de la circulation ressortissent à la catégorie des phénomènes qui n'attirent pas forcément l'attention, et, en fait, des siècles se sont écoulés sans qu'on y pensât. A propos de la plupart des phé-

nomènes d'auscultation, c'est presque un cliché
de répéter qu'il faut les rechercher de parti pris,
par suite de leur manque absolu d'extériorisa-
tion. Le cœur n'est pas un organe qui se livre,
il faut en violer le secret.

L'impulsion, féconde en résultats, donnée
par Laënnec se poursuit encore aujourd'hui.
Les modifications survenues dans le timbre des
bruits du cœur, leurs transformations en souffles, ont été les premières à frapper l'attention
des cliniciens, et pendant une longue période
les pathologistes s'occupent presque exclusivement de ces phénomènes.

Entre temps, une grande étape est parcourue
dans le domaine de la physiologie et l'apparition des expériences ingénieuses de MM. Chauveau et Marey vient éclairer le mécanisme de la
révolution cardiaque, sur lequel les opinions
les plus erronées avaient cours, il n'y a pas
bien longtemps encore.

C'était faute d'une base physiologique assez
solide que l'analyse des différentes phases de la
révolution cardiaque, que les rythmes des bruits
du cœur, étaient laissés au second plan ; mais

depuis, un vent de réaction semble se faire sentir et l'on tient de plus en plus compte de la manière dont le cœur fait sa révolution, depuis qu'on voit le lien étroit qui unit la fibre cardiaque à son mode de contraction; en somme, depuis qu'on fait jouer dans la pathologie cardiaque un rôle de plus en plus important aux lésions ou aux troubles fonctionnels du myocarde lui-même.

DIVISION

Nous commencerons par exposer les constatations faites à l'état normal au point de vue du rapport des différents temps de la révolution cardiaque entre eux.

Ces prémisses physiologiques nous serviront d'introduction et de base pour l'analyse des phénomènes ressortissant à la pathologie.

Pour chacun des rythmes pathologiques spéciaux que nous décrirons, nous fournirons tout d'abord les résultats de l'examen clinique, en particulier ceux que donne l'auscultation attentive.

Aux signes stéthoscopiques nous joindrons

les symptômes qui peuvent les accompagner, symptômes qui complètent de caractériser l'état du cœur et sont souvent unis à tel ou tel des rythmes des bruits cardiaques par des liens étroits.

L'ensemble de ces symptômes permettra d'aborder les explications pathogéniques données, pour démontrer le mécanisme à l'aide duquel a lieu le phénomène en question.

De la pathogénie découleront naturellement les conditions qui créent l'état dynamique spécial nécessaire à la production de telle ou telle variété de rythme. Ce sera le chapitre de la valeur séméiologique, où l'on passera en revue les maladies qui peuvent compter une modification du rythme des bruits cardiaques parmi leurs manifestations, et où l'on examinera l'importance du symptôme dans le complexus pathologique.

Ayant en mains tous ces renseignements, si l'état spécial du cœur que traduit le rythme étudié nous fournit des indications thérapeutiques particulières, nous aviserons aux moyens de les satisfaire.

Parfois la médication ne différera aucunement de celle mise en usage contre l'affection générique dont le rythme anormal est une manifestation ; mais souvent la valeur pronostique du signe sera telle qu'elle entraînera, par le fait de sa présence, la nécessité d'une médication supplémentaire et, toute symptomatique qu'elle soit, cette médication n'en reposera pas moins sur des bases scientifiques sérieuses, puisqu'elle découlera de la pathogénie elle-même et nullement d'un aveugle empirisme.

PREMIÈRE PARTIE

RYTHMES DES BRUITS DU CŒUR A L'ÉTAT NORMAL

Chez le fœtus. — Chez l'enfant. — Chez l'adulte. Leur étude par l'auscultation. — Cardiographie chez les animaux. — Chez l'homme. — Sur les sujets a exstrophie cardiaque. — Sur les sujets normaux.

L'étude des bruits du cœur par rapport à leur rythme se fait d'abord par l'auscultation; la palpation demeure impuissante à nous renseigner; tout au plus est-elle capable de nous mettre sur la piste, lorsqu'à un symptôme mécanique peut correspondre un phénomène acoustique, comme c'est le cas dans le bruit de galop, par exemple.

A côté de l'auscultation, seul moyen d'investigation, à la portée de tous et d'une grande valeur clinique, se place l'emploi des appareils enregistreurs, du cardiographe, utile pour l'analyse du mouvement cardiaque et des détails de sa contraction; mais cette précieuse méthode de contrôle sert plus à la démonstration scientifique qu'à l'établissement pratique du diagnostic.

I. — AUSCULTATION

Chez le fœtus. — Lorsqu'on applique l'oreille armée d'un stéthoscope sur certaines régions de l'abdomen d'une femme enceinte on commence, au plus tôt à partir de la fin du troisième mois (Depaul), à entendre les bruits du cœur du fœtus.

Lorsqu'on analyse la succession des bruits perçus dans leur rapport chronologique, on constate, lorsqu'on s'est d'abord accoutumé à la rapidité des 135 à 140 pulsations à la minute, une succession régulière de bruits à peu près semblables, scandés par deux périodes silencieuses l'une intercalaire et l'autre finale, de durée sensiblement égale chacune et égale à celle de chacun des deux bruits qu'elles séparent, sensation comparée au tic-tac d'une montre ou aux oscillations rapides et régulières d'un pendule, qu'on peut traduire par : Bu-Tup (Landois).

La première description des bruits du cœur chez le fœtus remonte à l'époque de Laënnec ; elle est due à un de ses compatriotes, de *Kergaradec*[1] et peut-être aussi à Mayor (de Genève).

A mesure que l'enfant s'éloigne de la naissance, le cœur diminue légèrement de rapidité et les bruits du cœur se rapprochent insensiblement comme timbre et étendue de ceux de l'adulte.

Cependant tant qu'il est encore tout jeune, nouveau-né et nourrisson et même jusqu'à la quatrième

---

1. LE JUMEAU DE KERGARADEC. *Mémoire sur l'auscultation appliquée à l'étude de la grossesse.* Paris, 1822.

et la cinquième année, comme y a insisté M. C. Hoch-singer[1], les bruits du cœur ont encore une allure de bruits du cœur fœtal. A la pointe, le premier bruit n'est pas toujours nettement plus accentué que le second et le rythme trochéique particulier à l'adulte (˗ ˘) bien moins distinct que chez ce dernier. A la base il n'y a aucune accentuation du second bruit (rythme iambique ˘ ˗) par suite de la largeur des vaisseaux et de la pression basse, mais plutôt du premier. Cette prévalence du premier bruit s'entend dans toute la région cardiaque et au delà, et d'autant plus que le sujet est plus jeune. A cet âge, de plus, c'est vers la pointe que le second bruit a son maximum d'intensité; et l'auscultation de la base fait constater que le ton de l'artère pulmonaire l'emporte[2] sur celui de l'aorte (Hochsinger), séparée de la paroi thoracique par l'origine de l'artère pulmonaire, le bord antérieur du poumon et le thymus, ce qui fait que ce ton aortique s'entend mieux le long de la partie inférieure du sternum et même à gauche vers la pointe.

Outre ces conditions de rapports, le cœur du fœtus présente des particularités anatomiques qui expliquent la différence de pression dans l'aorte et l'artère pulmonaire en faveur de celle-ci avec celle qui s'observe chez l'adulte. A cette époque de la vie, le

1. CARL HOCHSINGER. Die Auscultation des kindlichen Herzens, ein Beitrag zur physikalischen Diagnostik der Krankheiten des Kindesalters. (*Beiträge zur Kinderheilkunde aus dem 1 öffentlichen Kinderkrankeninstitute in Wien*, 1890, II Heft., p. 15.)

2. V.-M. ROJANSKI. Intensité du second bruit à l'orifice pulmonaire chez les enfants. (*Mediz. Obozr. Moscou*, 1891, t. XXXV, p. 555-557.)

ventricule droit possède des parois d'une épaisseur relativement supérieure à celle constatée plus tard [1].

Lorsqu'on peut arriver à explorer le pouls chez l'enfant, c'est-à-dire après deux ans, et qu'on ausculte en même temps le cœur, à chaque pulsation radiale qu'on perçoit, correspondent deux bruits qui se suivent.

L'ordre de succession seule indique quel est le premier et quel est le second, vu la similitude d'intensité et de timbre.

Cette similitude a frappé les auteurs. On peut cependant ajouter quelque chose à leur remarque. Les bruits du cœur de l'enfant, en s'identifiant, ne ressemblent, rythme à part, ni à l'un ni à l'autre des deux bruits du cœur chez l'adulte; ils ne sont pas aussi vibrants, aussi claqués que le second bruit; ils sont loin d'être aussi sourds que le premier; ils affectent une tonalité intermédiaire, pour laquelle, par une sorte de concession réciproque, le premier bruit de l'enfant prend une partie du caractère claqué du second chez l'adulte, et le second bruit de l'enfant atténue le caractère claqué propre au second bruit de l'adulte. Le son produit le serait dans les mêmes conditions que chez l'adulte, lorsque les parois ventriculaires sont amincies. Laënnec [2]

---

1. G.-A. Gibson (Édimbourg). The thickness of the walls of the heart during fœtal life (*Werhandlungen des X: internat. med. Congresses.* Berlin, 1890, t. II, Abtheil. I, p. 144.) — Hasse (Breslau). *Ibid.* et *Die Formen des menschlichen Körpers.* Iena, 1888-90.

2. Laënnec. *Auscultation médiate,* p. 728.

avait fait remarquer, que « le bruit produit par la contraction des ventricules est clair et sonore. »

Jusqu'ici je n'ai pas trouvé mentionnée cette particularité de détail, dont on se rendra facilement compte par l'auscultation systématique des jeunes enfants, et dont la note dominante se caractérise par l'accentuation relative du premier bruit par comparaison avec celui de l'adulte.

Dans son travail, M. Hochsinger conseille, pour l'auscultation du cœur de l'enfant, l'emploi du stéthoscope. L'usage de l'instrument est nécessité par l'exiguïté de la région qui rendrait toute localisation impossible; à cette condition défavorable s'ajoutent encore la fréquence des battements, la propagation des bruits à la presque totalité du thorax. Mais le tube acoustique ne doit pas être appuyé pour ne pas affaiblir les bruits.

Jusqu'ici la position assise, l'enfant tenu sur les bras de la nourrice, était adoptée pour l'auscultation des bruits du cœur à cet âge, et M. Hochsinger donne cette position comme préférable, surtout lorsqu'il s'agit de bruits pathologiques.

Dans ces derniers temps, M. L. Azoulay[1] a montré que, même chez le nourrisson, la position relevée fournit l'intensité maxima des bruits, aussi bien que *chez l'adulte*. Voici en quoi consiste, d'après M. L. Azoulay[2], qui en a fait une

---

1. Léon Azoulay. *Association française pour l'avancement des sciences*. Congrès de Pau, 1892.

2. Léon Azoulay. *Méthode de renforcement des bruits physiologiques et pathologiques du cœur* (Académie de médecine, 10 mai

étude approfondie, cette position relevée complète :

1° « Le malade est couché le plus horizontalement possible, la tête touchant le chevet du lit ;

« 2° On lui relève fortement la tête, la tête seule sans les épaules, avec un traversin seulement, de façon que le menton soit proche du sternum ;

« 3° On lui relève verticalement les bras étendus et parallèles, et le malade doit les maintenir ainsi contre le chevet du lit, appuyés ou fixés de manière à ne pas les fatiguer ni à faire d'efforts ;

« 4° On met un ou deux coussins sous le siège, pour placer celui-ci à un niveau supérieur à la région cardiaque ;

« 5° On fait relever par un aide qui soutient les talons, par une chaise placée sur le lit, par une sangle fixée en un point supérieur et passant sous les talons, ou par tout autre moyen disponible, les membres inférieurs étendus et parallèles, et cela à 40, 50, 60 degrés et plus, au-dessus du plan du lit, sans que le malade fasse d'effort pour les soulever ou les maintenir. L'individu ainsi placé a pris vaguement la forme d'U. »

Mais il se rencontre un certain nombre de circonstances dans lesquelles la position relevée complète ne peut être obtenue du sujet : chez les asystoliques même, qui suffoquent autrement qu'assis, on ne pourra que très peu de temps maintenir une position

1892). — Des attitudes du corps et principalement de l'attitude relevée pour l'examen, le diagnostic et le pronostic des maladies du cœur. (*Gazette des hôpitaux*, 5 nov. 1892, p. 118.)

relevée. Cette posture sera difficilement exigée des des jeunes enfants; aussi ne fait-on prendre qu'une attitude mitigée.

Voici en quoi consiste cette position intermédiaire[1] :

« 1° Coucher le malade le plus horizontalement possible, la tête touchant le chevet du lit;

« 2° Lui relever fortement la tête, la tête seule. sans les épaules, avec un traversin seulement, de façon que le menton soit proche du sternum ;

« 3° Faire relever verticalement, par le malade lui-même, mais doucement, sans effort, ses bras étendus et parallèles — le malade doit les maintenir ainsi appuyés ou fixés au chevet du lit sans fatigue ;

« 4° Faire placer, par le malade lui-même et sans qu'il se découvre, soit de ses vêtements, soit de ses couvertures, les genoux tenus l'un contre l'autre, de façon que les talons soient aussi près que possible des ischions. »

« Cette manœuvre semble longue à exécuter au premier abord, mais il suffit de l'avoir appliquée une ou deux fois pour se rendre compte du contraire.

« Pour en obtenir tous les bons résultats, il est nécessaire encore d'observer les précautions suivantes :

« 1° Le malade doit effectuer les mouvements qui l'amènent à l'attitude relevée, doucement et sans effort brusque;

---

1. Léon Azoulay. *Méthode de renforcement des bruits physiologiques et pathologiques du cœur* (Académie de médecine, 10 mai 1892. — Des attitudes du corps et principalement de l'attitude relevée pour l'examen, le diagnostic et le pronostic des maladies du cœur. (*Gazette des hôpitaux*, 5 nov. 1892, p. 118.)

« 2° Une fois dans l'attitude relevée, il doit détendre tous ses muscles, ne faire désormais aucun effort et n'être gêné par rien ;

« 3° Il faut attendre une ou deux minutes avant de pratiquer l'examen. »

On peut, à cette position de choix pour l'auscultation du cœur, indiquée par M. L. Azoulay, ajouter, pour renforcer encore les bruits du cœur, l'examen pendant l'inspiration forcée : c'est ce qu'on fait en disant au malade de suspendre sa respiration momentanément.

La compression des deux fémorales sur le pubis augmente encore l'intensité des bruits du cœur (L. Azoulay).

Quant aux différents détails de l'examen, on les trouvera tout au long dans l'excellent et classique traité de Barth et Roger dont les recommandations serviront toujours de guide.

Chez l'homme adulte. — Lorsqu'on a rempli toutes ces conditions de meilleure perception des bruits du cœur et qu'on applique chez l'homme sain, l'oreille armée ou non d'un stéthoscope à l'endroit où bat la pointe du cœur, on entend, en même temps que la tête est soulevée par la pulsation cardiaque, un premier bruit un peu sourd, un peu profond, dont le maximum est à la pointe ou un peu au-dessus, qui se propage vers l'aisselle gauche et ne précède qu'à peine le pouls radial ; suit une très courte période aphone ; puis un second bruit plus éclatant, mieux timbré, plus court que le premier et plus superficiel, claquement comparé par Laënnec « au bruit d'une soupape qui se relève, d'un fouet, ou d'un chien qui lape », dont le maximum est à la base au niveau du troisième espace intercostal et qui se produit après le pouls radial ; enfin une seconde période silencieuse sépare ce premier battement d'un suivant.

Pendant tout le temps qu'a lieu l'auscultation, les mêmes bruits se répètent, par paire, dans un même ordre, avec fort peu de différence dans leur force et leurs caractères.

Ce n'est que très exceptionnellement que les bruits normaux du cœur prennent à l'état physiologique un timbre soufflant[1].

Qu'on ausculte directement à gauche du sternum au niveau de la région de la pointe, qu'on porte l'oreille vers la droite, sur le sternum ou même près de son bord droit près de l'appendice xyphoïde, la perception reste la même, à l'état normal. A peine constate-t-on parfois une minime différence dans l'intensité ou le timbre des deux bruits. De sorte qu'on peut admettre, sur le seul indice fourni par l'auscultation, que le cœur droit bat en même temps que le gauche, qu'il produit les mêmes bruits pendant une même révolution et que la superposition des quatre bruits, deux gauches, deux droits, s'opère d'une façon parfaite.

Lorsqu'on place l'oreille sur la région du thorax

1. J.-N. Mac Collom. Physiological heart murmurs in healthy individuals. (*Boston med. a. surg. journal*, 1889, t. CXX, p. 103.) — M. Prince. The occurrence and mechanism of physiological heart murmurs (endocardial) in healthy individuals. (*New York, Medical Record*, 1889, t. XXV, p. 421-28.)

qui correspond à la base du cœur, au niveau des troisièmes espaces intercostaux, près des bords du sternum, on perçoit un changement dans la valeur relative de chacun des bruits. Tandis qu'à la pointe le premier, malgré son timbre sourd l'emporte le plus souvent en intensité sur le second, donnant comme rythme la même valeur que celle d'un trochée, c'est-à-dire une longue, une brève ($-\,\smile$), avec accentuation sur le premier ton, à la base le second bruit, plus vibrant, plus sec, domine le premier, de sorte que la sensation auditive se rapproche de celle que donne l'iambe, c'est-à-dire une brève, une longue ($\smile\,-$) avec accentuation sur le second ton.

Cependant, même à la base le rythme, sans cesser d'être normal, pourrait rester trochéique ($-\,\smile$), parfois même ne représenter que deux brèves ($\smile\,\smile$) sans accentuation sur aucun des deux pieds de la mesure prosodique, comme le fait remarquer Vierordt[1]. Il est bon d'être prévenu de ces légères modifications que comporte l'état physiologique pour ne pas les interpréter faussement comme des troubles survenus dans le fonctionnement cardiaque.

Ces variations que le cœur joue sur le même thème peuvent différer d'un individu à l'autre, mais elles se rencontrent chez le même sujet, selon que celui-ci est à l'état de calme ou de repos complets, qu'il vient de faire un effort ou de se livrer à la course. Les différences dans la force contractile et

---

1. O. VIERORDT. *Diagnostik der inneren Krankheiten*, 2, Auflage.

dans la rapidité des pulsations cardiaques en ces divers moments expliquent la nature des bruits.

L'intensité du second bruit perçu à la base varie un peu, si l'on ausculte séparément le foyer de l'artère aorte dans le troisième espace intercostal à droite du sternum, et celui de l'artère pulmonaire dans le troisième espace intercostal à gauche de ce même os.

Normalement le second ton aortique claque d'une façon plus forte, plus sèche, plus éclatante que celui de l'artère pulmonaire. La raison en est double : 1° chez l'homme adulte et sain la pression du sang dans l'aorte est toujours supérieure à celle que supporte l'artère pulmonaire ; 2° l'épaisseur et la rigidité plus grandes des parois vasculaires de l'aorte rendent celles-ci plus résistantes et moins souples : les valvules sigmoïdes partagent les mêmes propriétés ; la membrane vibrante plus tendue donne selon les lois physiques, des vibrations plus brèves et plus rapides.

Le claquement des valvules sigmoïdes de l'aorte s'exagère encore à un plus haut degré lorsque la pression artérielle s'élève, comme au début de l'artério-sclérose, où il prend un timbre métallique, clangoreux, en coup de marteau ; il s'exalte même au maximum quand les goussets artérielles s'indurent. Comme M. Peter[1] l'a traduit, dans une comparaison imagée, on dirait que les bruits secs à tonalité élevée « se produisent dans une aorte de parche-

1. M. PETER. *Traité clinique et pratique des maladies du cœur et de l'aorte*, 1883, p. 766.

min; que les bruits déjà plus durs ont lieu dans une aorte de carton; et qu'enfin les bruits comme métalliques se font entendre dans une aorte de tôle. »

Ce sont là des constatations que, avec une certaine éducation de l'oreille, tout le monde peut faire aujourd'hui, si l'on prend la peine d'ausculter le cœur d'une façon méthodique. Laënnec a été le premier à nous les indiquer et l'on pourrait presque reproduire sa description même, si quelques inexactitudes physiologiques, forcées à l'époque où il vivait, ne s'y étaient glissées; il n'avait pas non plus noté l'instant très court et silencieux entre le premier bruit, perçu au moment du choc précordial, et le second, qu'il faisait se succéder sans intervalle.

Cette erreur de détail s'explique par ce fait que s'il est relativement très facile de préciser l'instant où débute le bruit sourd de la pointe, il n'est pas aussi aisé de saisir le moment où il cesse. Cette légère incertitude s'atténue beaucoup pour le bruit éclatant de la base. Aussi lorsqu'il s'agira de prendre des points de repère pour noter la concordance de telle ou telle partie de la révolution cardiaque s'adressera-t-on toujours au début de chacun des deux bruits et non pas à leur fin.

L'importance des résultats d'auscultation possède une valeur de premier ordre, importance à la fois absolue et relative : absolue parce que sans eux, il n'y a plus de pathologie cardiaque possible, c'est la base sans laquelle tout s'écroule; relative, parce que l'auscultation cardiaque est la méthode de choix, la seule à laquelle le praticien puisse à toute heure avoir recours, sans instrumentation encombrante autre qu'un tube en bois ou autre et même avec la seule ressource de son oreille.

Cette simplicité d'observation va disparaître lorsque nous allons nous engager dans l'analyse physiologique de la révolution cardiaque à l'aide de l'expérimentation et des appareils enregistreurs.

Stéthophonomètre. — On a essayé dans ces derniers temps de mesurer l'intensité des bruits du cœur.

L'instrument proposé à cet effet ou stéthophonomètre[1] a la forme générale d'un stéthoscope ordinaire en bois, avec embout en caoutchouc ou même avec pavillon terminal en bois ou en ébonite.

Les deux bouts du cylindre de bois sectionné vers sa partie inférieure sont maintenus par un manchon le caoutchouc. Sur le bout supérieur est pratiquée une fente verticale étroite divisée par une graduation latérale en millimètres et qui peut à volonté être plus ou moins recouverte par le tube de caoutchouc unissant.

On applique le stéthophonomètre comme le stéthoscope, en ayant soin au début de l'observation que la fente soit complètement recouverte, puis on la dégage petit à petit jusqu'à ce que le bruit examiné cesse d'être perçu et on note le chiffre de la graduation à ce moment.

Le principe de la méthode repose sur les faits

---

1. K. BETTELHEIM et G. GÆRTNER : Ueber ein neues Instrument zur Intensitätsmessung der Auscultationsphenomene. (*Wiener kl. Wochenschrift*, 1892, n° 44, p. 629 et suiv.)

suivants : 1° Lorsque, sur un cylindre de bois ou d'ébonite, qui physiquement transmet les vibrations sonores par ses parois, on interpose un tuyau de caoutchouc, on intercepte cette transmission, de telle façon que les ondes sonores ne se propagent plus que par la colonne d'air contenue dans la lumière du cylindre.

2° Si l'on pratique sur un tel tube une ouverture latérale de plus en plus grande, les ondes sonores sont déviées et il en passe au dehors une quantité d'autant plus grande que l'orifice créé est plus grand et cela en raison arithmétique. Il arrive un moment où l'oreille appliquée sur le cylindre à l'extrémité opposée au foyer de production des vibrations sonores n'entend plus rien. La dimension variable de l'ouverture nécessaire pour l'extinction de différents bruits donne le rapport de l'intensité de ces différents bruits entre eux. En général, l'ouverture nécessaire à l'extinction au premier bruit représenterait 6 à 7 divisions chez les individus jeunes et sains, pour éteindre le second bruit il suffirait de 2 à 3.

On comprend l'application possible aux bruits du cœur, mais on prévoit en même temps que la valeur des indications ne peut être que relative. On pourra comparer deux bruits différents, le premier et le second par exemple, ou bien un des bruits dans des circonstances variables, mais la comparaison du même premier ou second bruit chez une série d'individus se heurtera à la difficulté d'établir un étalon physiologique univoque. En effet, outre que l'intensité absolue de chacun des bruits varie à l'état normal d'un sujet à l'autre, les conditions de transmission subissent des influences encore plus marquées, pour des causes multiples, dont la principale est l'état d'embonpoint ou de maigreur du sujet.

Malgré cette restriction forcée, la méthode pourra fournir des indications, capables de contrôler et de préciser celles que l'oreille peut nous fournir.

Cardiographie.

Il pourrait sembler étonnant au premier abord que le cardiographe fût capable de donner des renseignements sur des phénomènes acoustiques, qu'un appareil de mécanique pût servir à analyser autre chose que des phénomènes mécaniques, si on ne remarquait la liaison intime entre les contractions du cœur et les bruits perçus à l'auscultation. C'est même la cardiographie qui a permis de démontrer l'origine des phénomènes sonores de la révolution cardiaque.

Le rythme des bruits du cœur se confond avec celui de contractions de l'organe, puisque c'est à certains moments bien déterminés de ces contractions de l'organe que se produisent les bruits.

Fixer le rapport des variations de volume du cœur, c'est donc déterminer le rapport de ses bruits.

Avant que la physiologie, dans les mains de MM. Chauveau et Marey, ne fût mise en possession de ce précieux et précis moyen d'analyse, le mécanisme des mouvements du cœur et celui de ses bruits, ne pouvait sortir de l'obscurité. On n'a qu'à lire les auteurs antérieurs à ces trente dernières années pour se rendre compte de la confusion qui régnait à ce sujet.

Grâce aux appareils enregistreurs, le cœur nous a dévoilé ses intimes secrets et les défenseurs de théories erronées ont été acculés devant l'évidence de la preuve faite.

Description du cardiographe.

Avant de donner les résultats fournis par la méthode et les déductions qu'on peut en tirer, il est utile de faire connaître les instruments, leur principe et leur fonctionnement.

Il existe deux modèles principaux d'appareils enregistreurs, employés pour obtenir des tracés cardiographiques.

' L'un n'est qu'une variété de *l'appareil enregistreur* des laboratoires de physiologie (fig. 1). Il se compose : 1° d'un cylindre enregistreur avec son support, mu par un mouvement d'horlogerie avec régulateur Foucault[1], qui l'actionne avec trois vitesses différentes, 40 tours, 7 tours, 1 tour à la minute; 2° d'un tambour à levier enregistreur, muni d'un stylet inscripteur (fig. 2) et monté sur un pied,

---

1. Pour toute la partie technique, on consultera avec fruit les principaux travaux de M. Chauveau et Marey et en particulier E.-J. MAREY. *La circulation du sang à l'état physiologique et dans les maladies.* Paris, 1881. Masson, édit.

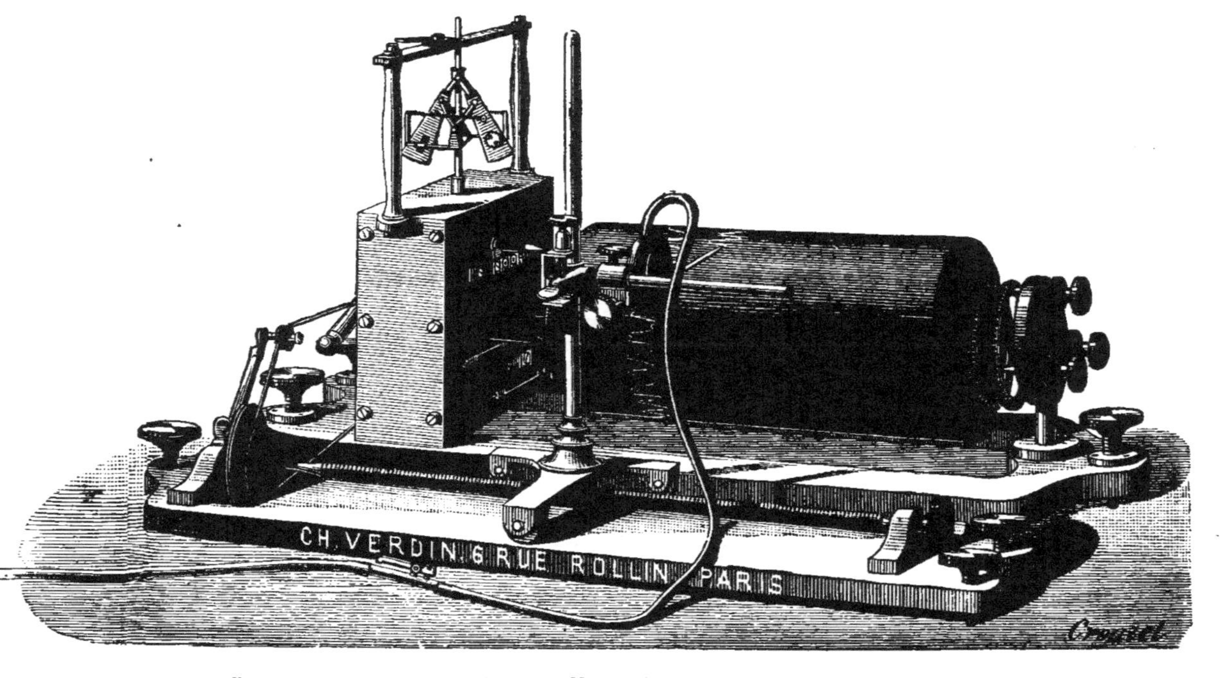

Fig. 1. — Appareil enregistreur. (Marey, *Méthode graphique*, fig. 237.)

adapté à un chariot automoteur qui fait déplacer progressivement le système à mesure que tourne le cylindre, de façon que le tracé n'ait pas besoin d'être interrompu après chaque tour.

Ce tambour enregisteur est constitué par une cupule rigide, métallique, fermée par une membrane de caoutchouc qui en fait un milieu clos n'ayant d'autre communication avec l'extérieur qu'un tube destiné à se relier aux autres pièces. Sur la membrane se dresse une tige articulée qui communique

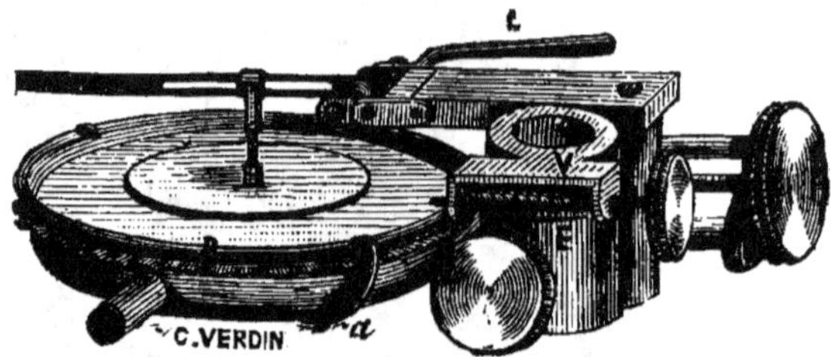

Fig. 2. — Tambour enregistreur.

les mouvements de la membrane de caoutchouc à un levier léger formé d'une longue et mince bande métallique, ou une lamelle de bambou terminée par une pointe de métal servant de stylet et pouvant gratter à frottement doux le noir de fumée, recouvrant une bande de papier glacé enroulée sur le cylindre pour recevoir l'inscription, soit écrire avec de l'encre sur le papier non noirci.

La longueur du stylet amplifie les mouvements communiqués à la membrane de caoutchouc, par suite de la disposition qui en fait un levier intermobile.

Ce levier doit remplir à la fois des conditions au premier abord opposées : être le plus long possible,

pour avoir des oscillations de grande étendue ; être
le plus léger possible, pour amoindrir la force per-
due, ne l'être cependant pas trop pour éviter de
manquer de stabilité.

Cet appareil très précis ne peut guère, sauf le petit
modèle, sortir du laboratoire ou en tout cas n'être
transporté qu'à faible distance.

Pour les besoins de la clinique, M. Marey a fait
construire sous le nom de *polygraphe* un instrument
transportable qui reproduit, avec un changement
dans la disposition les éléments du précédent. La
vitesse unique est de 1 centimètre par seconde.

Pour compléter l'un quelconque de ces deux appareils, un tube de caoutchouc, de préférence muni
d'une soupape pour
égaliser la pression,
relie le tambour in-
scripteur à un autre
tambour dit explora-
teur des battements
du cœur (fig. 3). Ce
petit instrument n'est
autre qu'une modifi-
cation du tambour en-
registreur ; il com-
prend une cupule mé-
tallique entourée par
une cloche en bois et
fermée par une mem-

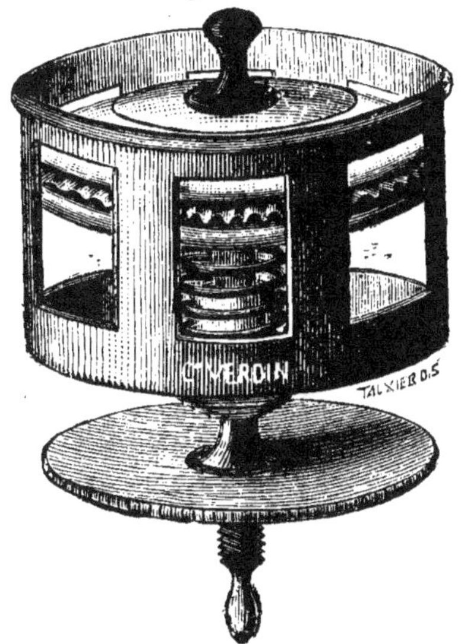

Fig. 3. — Tambour explorateur.

brane de caoutchouc portant à son centre au lieu
d'un levier à stylet, comme le tambour enregis-

treur, un bouton; le fond, percé d'un trou central et soudé à un tube métallique, communique avec le tube en caoutchouc et par conséquent avec la tambour inscripteur.

Le bouton de l'explorateur est destiné à être appliqué sur la pointe du cœur qui lui communique tous ses mouvements. Un ressort à boudin fait affleurer la membrane au bord de la cloche en bois.

Sur le même appareil enregistreur, on peut, pour le besoin de la démonstration, monter d'autres systèmes, pour prendre le tracé du pouls radial, du pouls carotidien, du pouls de la jugulaire.

Pour obtenir des tracés superposables, le tube en caoutchouc qui relie le tambour enregistreur et les tambours explorateurs doit avoir la même longueur, pour que le temps de la transmission soit toujours le même dans tous les systèmes.

Principe du cardiographe. — Avant de mettre l'appareil en branle, voyons sur quel principe il est basé et quelle sorte d'indications il est capable de nous donner.

Les deux ampoules en caoutchouc reliées par un long tube forment un système clos, plein d'air, dans lequel toute vibration produite à une des extrémités se transmettra forcément à l'autre extrémité.

L'ampoule exploratrice, employée à la manière des physiologistes, introduite dans une des cavités cardiaques, sera comprimée chaque fois que la contraction du muscle cardiaque tendra à rapprocher les parois de cette cavité et à en rétrécir la capacité, et aussitôt le tambour enregistreur subira une impulsion équivalente à la compression produite à l'autre bout.

Par conséquent, l'ampoule du tambour enregistreur traduira, en appareil très sensible qu'il est, avec une délicatesse extrême, les moindres oscillations imprimées à la colonne d'air emprisonné dans le système.

Mais l'expansion rapide de la membrane de caoutchouc, observée, même avec grande attention, ne fournirait que des résultats peu démonstratifs, si nous n'appelions à notre secours un artifice qui produisît l'amplification de ces oscillations. Cet artifice réside dans l'adjonction du levier à stylet, les impulsions qu'il reçoit au niveau de la tige du tambour enregistreur sont multipliées d'après les lois qui régissent les leviers du troisième genre, dans lesquelles la puissance est appliquée entre le point d'appui et la résistance.

Déjà l'avantage saute aux yeux, l'extrémité libre du stylet s'anime de mouvements à grande oscillation, que l'on peut suivre et même analyser dans leurs différentes parties.

Mais, malgré la finesse de détails qu'il est possible de percevoir, dans ces conditions, l'impression n'en resterait pas moins essentiellement fugitive, si l'on n'arrivait pas à la fixer d'une façon durable.

C'est ici qu'intervient un second artifice, l'inscription des oscillations décrites par le stylet sur une feuille de papier enduit de noir de fumée, recouvrant le cylindre. On emploie à cet usage une large feuille de papier d'une grandeur égale à la surface du cylindre. Ce papier, d'une épaisseur moyenne, est revêtu sur une de ses faces, d'un glacé semblable à celui qu'avaient jadis les cartes de visite; l'un de ses bords est gommé de façon à pouvoir se coller à l'autre et se fixer exactement sur le cylindre métallique de l'appareil, et d'une façon assez intime pour qu'il suive celui-ci dans le mouvement de rotation imprimé par le mécanisme d'horlogerie.

Pour ces préparatifs, on place, en général, le cylindre sur un autre support que celui de l'appareil, où on le reporte ensuite.

Lorsqu'on a bien appliqué la feuille de papier, le glacé en dessus, il s'agit d'y étendre une couche uniforme de noir de fumée; à moins qu'on aime mieux mettre de l'encre au bout du stylet et prendre des tracés en noir sur blanc, mais ce procédé ne donne pas de cardiogrammes assez fins, de plus l'encre s'use trop vite, ce qui cause des arrêts dans la continuité de l'observation.

Les moyens le plus employés pour couvrir régulièrement de noir de fumée la surface luisante du papier consiste à promener sous le cylindre et à une certaine distance pour ne pas y mettre le feu, un rat de cave à flamme fumeuse, ou à enflammer au-dessous du camphre ou de l'essence de térébenthine. Ces deux dernières substances donnent souvent une couche noire trop épaisse et qui offre trop de résistance au grattage du stylet. Avec le rat de cave, on est plus maître de ce qu'on fait et avec un peu d'habitude on arrive vite à ne déposer sur le papier qu'une mince couche qui permet de ne faire qu'ef-

fleurer le stylet. L'aspect général, gris, flatte peut-
être moins l'œil qu'un revêtement d'un beau noir,
mais le dessin possède une finesse de trait qui
fait préférer cette manière de faire par tous les
physiologistes.

C'est ce papier noir qui va se charger de conserver la trace des mouvements amplifiés par le
levier, si l'on dispose les différentes pièces de l'appareil de façon à faire gratter délicatement, le plus
délicatement possible est le mieux, l'extrémité du
stylet sur le papier noirci mis en mouvement.

Au lieu de déplacements rapides dans l'espace, le
stylet inscrit en blanc sur fond noir un dessin qui
représente ces oscillations, possibles à étudier même
après leur cessation.

Mais ce n'est pas tout ; la fragilité de la couche de
noir de fumée nous ferait avoir bien peu d'espoir
de conserver les dessins ainsi obtenus, si nous n'ar-
rivions à les fixer pour les garder précieusement
comme documents indélébiles.

L'adhérence peu solide du revêtement nous com-
mande du reste de grandes précautions pendant toutes
nos manipulations, il faut en redoubler au moment
de la fixation.

On pourrait, dans cette dernière opération, utiliser
les vaporisations des liquides fixateurs que les artistes
emploient pour empêcher le fusain de s'effacer ; en
général, la percussion de l'appareil insufflateur cause
des dégâts irréparables à moins de ne l'appliquer
qu'à l'envers de la feuille détachée de son support.

Le meilleur procédé consiste à enlever rapidement la feuille par un trait de canif au point de raccord des deux bords et à en faire passer le côté noirci à la surface d'un bain, remplissant une cuvette et composé, soit d'un vernis mat à l'alcool, soit simplement de la teinture de benjoin officinale, soit encore de blanc d'œuf. Dans ce dernier cas on fera bien d'ajouter un peu d'acide salicylique pour empêcher la putréfaction.

En vue des reproductions ultérieures, que la photographie nous permet d'obtenir avec une exactitude rigoureuse, sans l'intervention du dessinateur qui peut modifier le dessin, il faut veiller à ne pas avoir un vernis brillant dont les reflets gêneraient beaucoup pour l'obtention d'un cliché vigoureux, les reflets venant en blanc.

A côté de la méthode générale d'enregistrement il faut mentionner le procédé de Buisson, dans lequel le tambour enregistreur est remplacé par un entonnoir appliqué sur la paroi thoracique. Les oscillations de l'air qui s'y trouve renfermé marquent les retraits ou les soulèvements, c'est-à-dire les changements de volumes, c'est-à-dire un tracé inverse de celui que donne la pointe.

Autres cardiographes.

Nous nous contentons de signaler ici l'appareil le plus ordinairement employé en France. Il en existe un certain nombre d'autres, comme le polygraphe de Grummach, en usage en Allemagne, comme le pansphygmographe de Brondgeest, etc. La description de tous ces instruments, dont le principe ne diffère pas en général de celui de M. Marey, nous entrainerait beaucoup trop loin.

Du reste, quel que soit l'appareil adopté, les courbes obtenues offrent un aspect presque identique, preuve que s'il y a une déformation quelconque due à l'instrument, celle-ci reste dans les limites très restreintes et ne mérite pas qu'il en soit tenu compte.

Il faut seulement ne pas oublier que certains cardiographes donnent des tracés qu'on doit lire de droite à gauche et non de gauche à droite. Il est facile, quand on est prévenu, de ne pas s'y tromper, et à la reproduction on obtient, sans déformation, une image renversée qui rétablit le sens habituel des cardiogrammes.

Application du cardiographe.

Voici donc l'appareil et son principe.

Voyons la manière de l'employer.

Tandis que pour l'étude du rythme cardiaque il est préférable de monter le cylindre à petite vitesse, afin d'embrasser d'un seul coup d'œil un grand nombre de pulsations, il vaut mieux, pour l'analyse de la révolution cardiaque, se servir d'un cylindre qui marche assez rapidement; de cette façon on obtient un tracé détaillé. Une vitesse d'environ 4 à 5 centimètres par seconde représente une bonne moyenne. Pour faciliter la comparaison il est préférable de ne pas trop varier la vitesse adoptée ou d'y rapporter par réduction ou augmentation les tracés obtenus autrement.

Le cylindre mis au cran voulu, installé bien horizontalement, loin de toutes trépidations et de tout mouvement communiqué, les deux tambours, l'inscripteur et l'explorateur, reliés par le tube de caout-

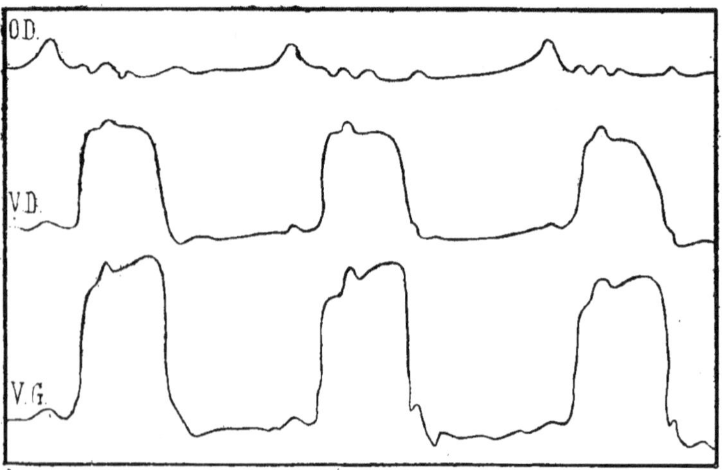

Fig. 4. — Tracé cardiographique chez le cheval (Chauveau et Marey).

chouc, le stylet affleuré sur le papier noirci à la fumée, le bouton de l'explorateur est appliqué sur le cœur. Tous les changements de volume se transmettront et s'inscriront.

Cardiographie chez les animaux, explorateur à ampoule. — Chez les animaux, on peut se contenter de ce procédé, qui consiste à placer l'appareil directement à la surface de l'organe mis complètement à nu ou simplement à travers l'espace intercostal dont on a enlevé les parties molles en conservant la plèvre et le péricarde. Mais pour obtenir des résultats plus détaillés les physiologistes sont allés interroger le cœur lui-même dans ses propres cavités. L'appareil reste celui qui vient d'être décrit; l'explorateur seul change de forme; il est remplacé par une sonde terminée par une ampoule élastique, pleine d'air. Par les vaisseaux du cou cette ampoule peut être conduite jusque dans les cavités cardiaques; on peut, même chez le cheval, dans une seule expérience, introduire par la veine cave supérieure une ampoule dans l'oreille droite, une autre dans le ventricule droit, par la carotide gauche une ampoule dans le ventricule gauche.

On obtient ainsi simultanément le tracé des contractions de ces trois cavités[1] (fig. 5).

A l'état physiologique il y a synchronisme absolu dans la contraction des deux moitiés gauche et droite du cœur. L'auscultation ne fait percevoir que deux bruits; mais la démonstration de cette simultanéité est encore donnée par la lecture des tracés, lorsqu'on dispose chez les animaux l'appareil enregistreur de façon à recueillir, superposées sur le même papier enfumé, les courbes des deux ventricules. Non seulement tous les accidents se reproduisent sur un même plan vertical, mais la similitude des deux courbes est presque complète. La seule remarque à faire, c'est que la force de contraction paraît un peu plus faible

---

1. CHAUVEAU ET MAREY. Appareils et expériences cardiographiques. Démonstration nouvelle du mécanisme des mouvements du cœur par l'emploi des instruments enregistreurs. (*Mémoires de l'Académie de médecine*, 1863, t. XXVI, p. 210.)

à droite qu'à gauche[1], d'où la prédisposition pour la dilatation du ventricule droit.

Au point de vue physiologique ces graphiques ont une valeur hors de pair et par eux-mêmes ils peuvent nous être d'un grand secours pour l'interprétation du fonctionnement cardiaque chez l'homme, quelques réserves qu'on doive toujours faire lorsqu'il s'agit de transporter directement à l'homme les résultats obtenus chez les animaux.

Dans les faits de physiologie cardiaque règne une concordance générale assez grande entre l'être humain et les bêtes, ce qui facilite l'étude de la circulation.

Mais, malgré tout, il est encore préférable de recourir à l'application de la même méthode chez le premier, comme on l'a fait chez ces dernières. On le peut, avec une légère modification du procédé opératoire.

Cardiographie chez l'homme, explorateur à bouton. — Chez l'homme l'explorateur à bouton est seul applicable: on ne peut pas prétendre avec cette application indirecte et médiate à autant de précision dans les détails, puisqu'au lieu d'enregistrer les changements de volume intérieurs on n'inscrit que les mouvements d'expansion au niveau de la pointe. Cependant certaines anomalies permettent d'obtenir des résultats très approchants de ceux recueillis chez les animaux.

1. P. Knol. *Ueber Incongruens in der Thætigkeit der beiden Kerzhälften*. (Sitzungbericht k. Akad. der Wissensch. Math., natur-wiss. Classe. — Wien, 1890, t. XCIX, p. 31-33.)

Ce sont les cas d'ectopie où le cœur vient faire saillie au dehors, dans une plus ou moins grande étendue.

Telle était la disposition topographique chez le jeune comte de Montgomery, qui servit à Harvey pour constater *de visu* chez l'homme le mode des contractions cardiaques.

Un certain nombre d'auteurs ont eu plus récemment la même occasion d'observer des individus dont le cœur battait directement sous la peau du thorax sans interposition de parties dures. De tels sujets ont permis à Hogden[1] et à von Ziemssen[2] de recueillir des cardiogrammes par application directe de l'explorateur.

M. Fr. Frank[3] a pu se servir d'un cas analogue, qu'il a été à même de revoir à trois reprises différentes, pour démontrer la ressemblance frappante des tracés obtenus chez son sujet avec ceux que

1. J. T. Hogden. *Extrophy of the heart* (*American Practioner*, Louisville, 1878, t. I, p. 388-390.)

2. Von Ziemssen, Frau Seraphin. (*Deutsches Archiv für klinische Medicin*, B. XXX, p. 276.) — Von Ziemssen und J. von Maximowitsch. Studien über die Bewegungsvorgaenge am menschlischen Herzen, angestellt an dem freiliegenden Herzen des August Wittmann (*Deutsches Archiv für klinische Medicin*. Leipzig, 1889, t. XLV, p. 1-26).

3. F. Frank. Ectopie congénitale du cœur : comparaison de l'examen graphique des mouvements du cœur et de la cardiographie chez les animaux (Comptes rendus de l'Académie des sciences, 16-30 juillet 1877) et comptes rendus du laboratoire du professeur Marey, t. III, 1877, p. 311. — Marey. Rapport à l'Académie de médecine, 29 octobre 1883 (Commission Sappey, Vulpian, Tarnier). — F. Frank Nouvelles recherches sur un cas d'ectopie cardiaque (ectocardie) pour servir à l'étude du pouls jugulaire normal et d'une variété de bruit de galop. (*Archives de physiologie*, 1889, 5e série, p. 70 et suivantes.)

donne la méthode d'enregistrement chez les animaux (fig. 6).

Nous avons pu observer en 1888, dans le service de M. H. Huchard[1], à l'hôpital Bichat, cette même femme que M. Fr. Frank vint y étudier. L'absence de la partie inférieure du sternum et des cartilages costaux gauches laissait voir toute la région ventriculaire battre sous la peau amincie. Ce n'était pas

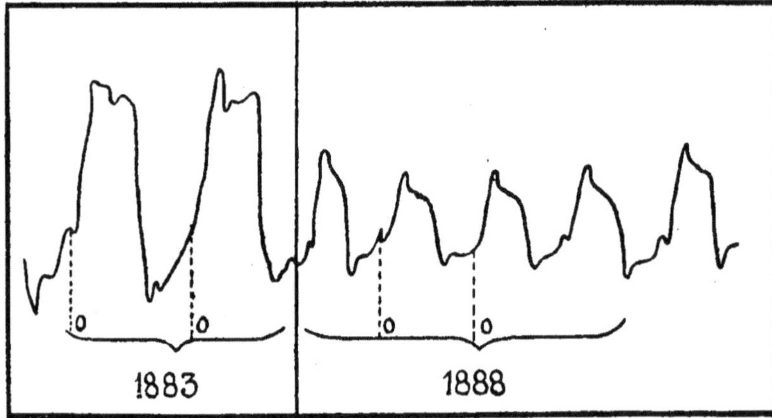

Fig. 5. — Tracé cardiographique chez une femme à ectocardie (Frank).

une ectopie proprement dite, mais une ectocardie, une extrophie du cœur, la paroi thoracique seule manquant dans ses parties ostéo-cartilagineuses.

Une partie de l'oreillette droite pouvait se voir au moment des premiers examens de M. Fr. Frank en 1877 et en 1885. Mais, en 1888, la région ventriculaire seule faisait saillie sous la peau amincie. La main pouvait sentir les alternatives de contraction et

1. H. HUCHARD. Un cas d'ectocardie. (*Société médicale des hôpitaux*, 1888.)

de relâchement de l'organe, sans grande gêne de la part du sujet pendant les attouchements.

A la base s'entendait un léger souffle que M. Fr. Frank interprète comme souffle anémique et à la pointe un léger bruit de galop précédant immédia·tement la systole auriculaire.

Malgré ces quelques altérations de rythme, et en en tenant compte, les tracés obtenus nous rendent un grand service pour l'étude et l'interprétation des cardiogrammes pris chez les sujets à parois thoraciques intactes.

Recueillis dans ces conditions exceptionnelles, les graphiques, comparés aux dessins inscrits par l'appareil enregistreur chez les animaux, offrent les mêmes détails et permettent d'en donner une interprétation semblable.

Mais en dehors de ces faits tératologiques rares, nous devons nous contenter d'appliquer l'explorateur à boule sur la paroi thoracique à l'endroit de l'espace intercostal gauche où l'on voit battre la pointe. Cette nécessité cause des difficultés dans l'application de l'enregistrement cardiographique.

Chez la femme la présence du sein gauche rendra souvent stérile toute tentative d'inscription des chocs cardiaques; l'adipose sous-cutanée, l'œdème de la paroi, la faiblesse des contractions, la trop grande amplitude des mouvements respiratoires, etc., forceront de même à renoncer à tout essai de cardiographie. Ce sont tous ces obstacles accumulés qui contribuent à créer la pénurie relative de documents sur certains états pathologiques et qui nous empêchent

d'élucider certaines questions de séméiologie cardiaque encore obscures.

Dans un certain nombre de cas, avec de la patience,
on arrive à recueillir des tracés presque aussi nets
que ceux des physiologistes, comme le suivant, pris
chez un jeune sujet (fig. 6) :

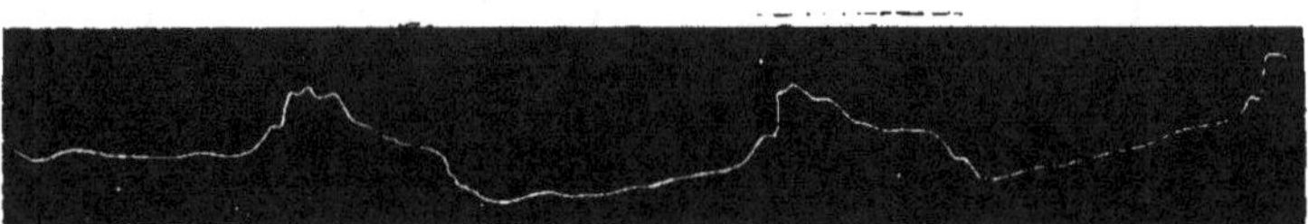

Fig. 6. — Tracé chez un jeune sujet.

La plupart du temps, pour une cause ou pour
une autre, nos efforts n'aboutiront parfois qu'à des

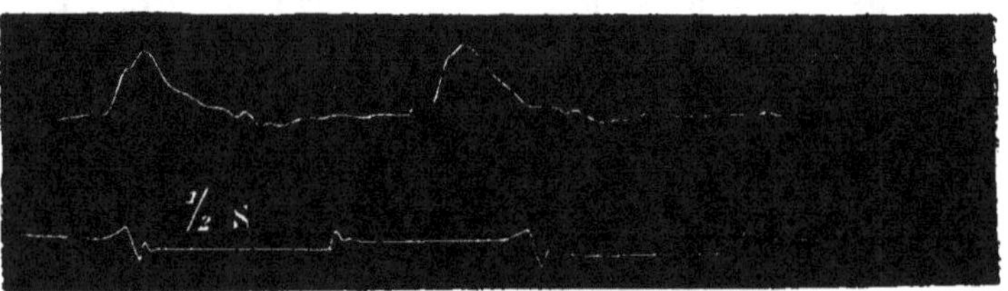

Fig. 7. — Tracé chez un adulte.

cardiogrammes un peu plus simplifiés, mais qui
toujours posséderont assez de détails pour pouvoir
servir à interpréter les phénomènes.

C'est alors qu'on obtient un graphique analogue
à ceux que représentent les figures 7, 8, 9.

L'aspect de ces courbes peut varier à l'infini
comme forme à l'état physiologique, non seulement

chez les individus différents, mais chez le même individu, selon les circonstances du moment, comme l'a si bien montré M. le professeur Marey[1] dans le

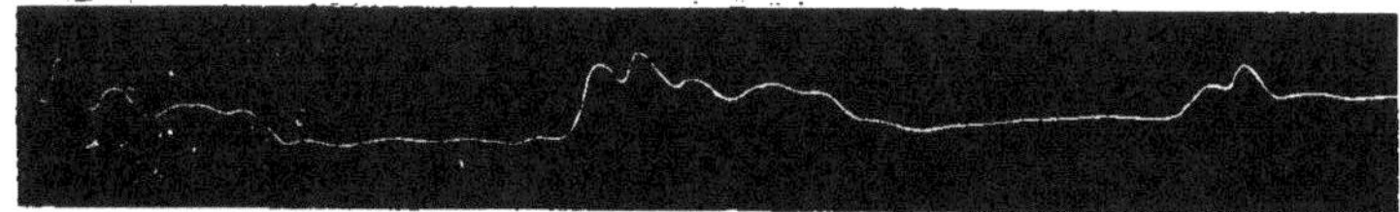

Fig. 8. — Tracé chez un adulte.

tableau suivant, reproduit fig. 10. Si la forme extérieure que prend le tracé obtenu à l'aide de l'appareil cardiographique appliqué au niveau de la pointe du cœur est sujette, à l'état normal, à des variations

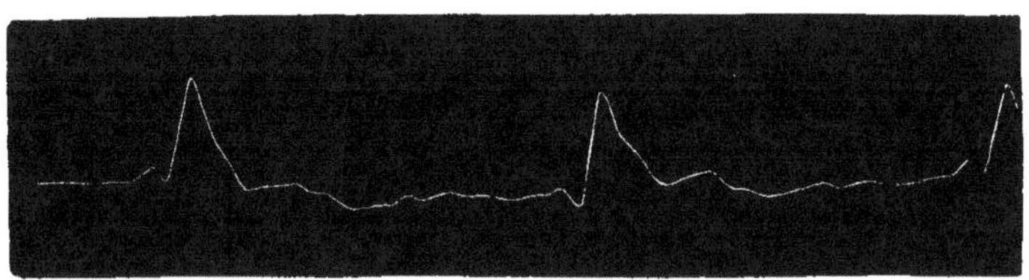

Fig. 9. — Tracé chez un jeune homme atteint de sciatique.

nombreuses, on y retrouve toujours, sans grande difficulté, toutes les parties composantes.

1. E. J. MAREY. *La circulation du sang à l'état physiologique et dans les maladies.* Masson, édit. Paris, 1881, p. 152.

Analyse et lecture des tracés.

Quelle que soit la finesse ou quel que soit le fruste des détails, on voit que tous ces dessins se compo-

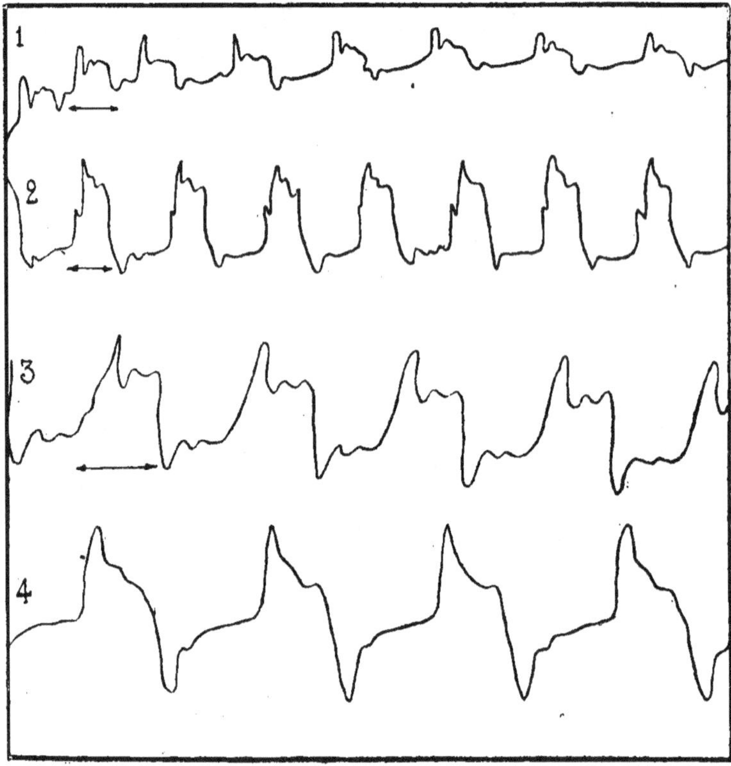

Fig. 10. — Tableau des variétés de tracés chez un même sujet (**Marey**).

sent toujours d'élévations et de descentes se succédant dans un même ordre. En allant de gauche à droite, c'est un premier ressaut plus ou moins marqué, puis une ascension plus ou moins brusque et élevée; sur cette ligne ascensionnelle apparaît en certains tracés une petite ondulation à peu près à mi-côte du sommet (d'Espine).

Une ou plusieurs dentelures, beaucoup plus rares, toujours beaucoup moins nettes dans les tracés pris sur le cœur humain que sur ceux qu'obtiennent les physiologistes qui opèrent sur la pointe à nu ou presque à nu chez les animaux, précèdent la chute de la ligne. Avant de tomber, celle-ci se relève légèrement en un dernier accident. Enfin le tracé presque horizontal après cette ondulation va rejoindre, en s'élevant peu à peu le premier accident et les mêmes détails se renouvellent à chaque révolution cardiaque, avec même allure dans l'ensemble, sinon avec une similitude absolue.

Dans une même séance d'inscription cardiographique il est habituel que l'aspect extérieur du dessin reste semblable du commencement à la fin, mais la moindre modification dans les conditions du moment, déplacement du tambour enregistreur, mouvement du malade, etc…, suffit pour faire qu'un second tracé, pris à quelques minutes d'intervalle, donne à l'œil une impression complètement différente. Cependant l'analyse de ce second tracé y fait reconnaître les mêmes détails que dans le tracé précédent.

Cette facilité dans la transformation des courbes chez un même sujet nous explique les variations d'un individu à l'autre. Chez les uns, le premier ressaut se marque fortement; chez l'autre, il ne se marque qu'à peine; chez un premier, la ligne d'ascension est brusque, haute; chez l'autre, oblique, ondulée, etc....

Mais sous cette diversité se reconnaît toujours un type unique.

Les résultats physiologiques dont nous rendent témoins l'auscultation, la vivisection, l'observation des sujets à cœur extrophié, les tracés cardiographiques pris dans les circonstances diverses et chez des êtres divers, constituent un assemblage de documents en apparence disparates; chacune des méthodes d'observation ou d'expérimentation nous a donné tous les renseignements qu'elle était capable de nous fournir, mais d'aucune n'est ressortie l'explication complète des phénomènes si intéressants des phases de la révolution cardiaque. Ce que nous ne pouvons tirer de chacune prise en particulier, nous le recueillerons par la confrontation des unes avec les autres.

Combinaison des différentes méthodes pour fixer le moment précis des différentes phases de la révolution cardiaque.

L'aboutissant de toute cette analyse doit être pour nous d'établir la corrélation chronologique exacte entre les différents accidents de la courbe, les phases de la contraction cardiaque et les bruits du cœur.

Dire que dans cette voie toutes les difficultés sont aujourd'hui complètement aplanies, ne correspondrait pas à la vérité; mais à mesure que les méthodes se sont précisées, les interprétations sont devenues moins dissidentes d'un auteur à l'autre et les lignes générales se sont assez nettement dégagées.

Pour fixer la correspondance dans le temps des divers accidents du tracé cardiographique avec les bruits du cœur, on a mis en usage la méthode combinée de l'inscription simultanée du tracé du choc précordial avec celui des bruits du cœur (Martius).

A cette intention, l'appareil enregistreur est disposé comme nous l'avons décrit précédemment : l'explorateur à bouton maintenu en contact avec le point de la paroi thoracique où bat la pointe du cœur, prêt à tracer les oscillations imprimées par celle-ci au stylet du tambour enregistreur.

Pour marquer l'instant précis où l'on perçoit les bruits par l'auscultation, on adjoint au premier système des deux tambours explorateur et enregistreur, un second système en tout absolument semblable à ce premier et placé de façon à faire frotter le stylet, au-dessus ou au-dessous sur le cylindre.

Lorsque tout est bien en place, on met un stéthoscope sur la région cardiaque et l'on y applique l'oreille ; dès qu'on entend l'un des bruits du cœur, on frappe sur le tambour explorateur ; la secousse communiquée se marque sous la forme de ligne légèrement courbe sur la feuille recouverte de noir de fumée. Si pendant cette manœuvre le mécanisme d'horlogerie est déclenché, le tracé de la pointe s'est inscrit.

Il suffit d'établir la correspondance des deux tracés pour affirmer le synchronisme de telle partie de la courbe avec tel ou tel des deux bruits.

Lorsqu'on fait cette expérience, qui demande des soins et un certain exercice, on arrive facilement à déterminer que le premier bruit correspond à la grande ligne ascendante après le premier ressaut et que le second bruit répond à l'accident qui soulève le tracé après la grande ligne de descente. Sur ce point, accord complet dans tous les camps.

Mais précisons. A quel moment débute le premier bruit ? Les recherches rigoureuses de M. P. Hilbert[1] nous indiquent que cet instant coïncide exactement avec le pied de la ligne d'ascension ou, comme le disent les auteurs allemands, de la partie anachrote du tracé ou un peu plus tôt, $1/50^e$ à $2/50^e$ de seconde avant. M. Martius[2] était déjà arrivé à la même constatation, et pour lui c'est le pied de la ligne ascensionnelle qu'il considère comme début du premier ton.

Le point du ressaut de la courbe qui marque le commencement du second bruit n'est pas placé de même façon par tous. Tandis que M. Martius le fait se juxtaposer avec le pied de l'ondulation, M. P. Hilbert le recule jusqu'au sommet de ce même crochet. C'est une différence de quelques centièmes de seconde ; la méthode serait cependant capable de plus de précision.

On a en effet discuté jusqu'à quelle limite on pouvait se fier à cette méthode combinée de l'en-

---

1. P. HILBERT. (*Zeitschrift für klinische Medicin*, B. 19, suppl., 1891.)

2. MARTIUS. Graphische Untersuchungen über die Herzbewegung. (*Zeitschrift für klinische Medicin*, 1887, B 13, p. 335.)

registrement simultanée du choc précordial et des bruits.

Les phénomènes physiques et les opérations intellectuelles qui s'effectuent depuis la production des vibrations sonores, leur perception, la réflexion nécessaire, l'action de frapper la membrane du second tambour explorateur, paraissent devoir vicier les résultats et devoir toujours donner un retard de la marque des bruits sur celle des différentes phases des mouvements du cœur, et telle a été l'objection qu'a soulevée contre les expériences de M. Martius un autre auteur, M. Krœpelin[1], qui discute la possibilité d'éliminer le temps perdu (Reactionzeit).

A la suite d'une série d'expériences de contrôle, M. Martius[2] arriva à démontrer que l'erreur d'enregistrement ne dépasse pas $0^s,03$, qu'elle peut même n'être que de $0^s,01$.

Cette quasi-précision de la méthode revient au rythme, à la cadence des phénomènes acoustiques; car lors d'irrégularités cardiaques, les écarts peuvent augmenter. L'oreille s'habitue à la répétition périodique des phénomènes sonores, qu'elle devance presque.

On peut faire la vérification avec un pendule en relation avec un système d'inscription qui en marque les oscillations et dont on signale les bruits, il y a

1. Kraepelin. Zur Methodik der Herztonregistrirung. (*Deutsche medicinische Wochenschrift*, 1888, n° 33.)

2. Fr. Martius. Epikritische Beiträge zur Lehre von der Herzbewegung (*Zeitschrift für klinische Medicin*, B. 19, 1891) et Weitere Untersuchungen zur Lehre von der Herzbewegung (*Zeitschrift für klinische Medicin*, 1888, 89, t. XV, p, 536 et suivantes).

presque correspondance absolue entre les deux indications.

Pour déterminer par le même procédé et avec le
même dispositif le point où cesse chacun des deux
bruits, il suffit, lorsqu'on a communiqué l'impulsion
à la membrane du tambour explorateur, de maintenir le doigt et de ne le soulever qu'à l'instant où
l'on ne perçoit plus le bruit.

De cette manière, on reconnaît que le premier
bruit cesse après le sommet de la ligne d'ascension.

Le second bruit disparaît avec la descente du
dernier crochet.

Durée respective des bruits et des silences.

De constatations en constatations nous sommes
arrivés à avoir en main tous les éléments nécessaires pour nous permettre de déterminer la durée
respective des bruits et des silences.

La longueur relative des différentes parties du
dessin nous donne la mesure de chacun des temps
de la révolution cardiaque. C'est ainsi que l'ascension principale appartient au premier bruit, la
chute de la ligne au petit silence; la fin du ressaut
qui termine la ligne indique le deuxième bruit; la
la longue ligne à peine ondulée et le premier ressaut
donnent la durée du grand silence.

On a donc sous les yeux, transcrits d'une manière
précise, la durée des phénomènes acoustiques que
l'oreille perçoit quand on l'applique contre la région
cardiaque.

La mensuration de ces diverses parties du tracé peut fournir à elle seule le rapport des temps de la révolution cardiaque.

Mais, pour établir ce calcul proportionnel, il ne faut pas prendre ces lignes dans leur développement vertical, mais mesurer la projection horizontale, c'est-à-dire non la place qu'elles occupent dans l'espace, mais celle qu'elles tiennent dans le temps. On a ainsi des longueurs en millimètres ou divisions de millimètre dont on calcule les rapports.

En général on peut assigner au 1er bruit la valeur d'un peu moins d'un tiers, au petit silence et au 2e bruit chacun un sixième, au grand silence un peu plus d'un tiers de la révolution cardiaque; de sorte que le cœur bat à peu près une mesure à 3 temps (Beau).

1er bruit.	*Petit silence et 2e bruit.*	*Grand silence.*
1er temps.	2e temps.	3e temps.
Un peu moins de 1/3.	Chacun 1/6 = 1/3.	Un peu plus de 1/3.
2/10	3/10	5/10

c'est-à-dire en solfège : 3/4 ♩ ♪♪ ♩ .

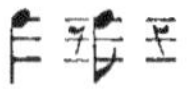

A côté de ce procédé géométrique, on peut encore établir le rapport des quatre temps du cœur d'autre manière, à l'aide de l'appareil enregistreur. A cet usage on dispose soit un diapason, vibrant un nombre déterminé de fois à la seconde, sur une branche duquel est ajusté un petit stylet qu'on fait frotter sur le cylindre noirci; on n'a qu'à compter à combien d'unités correspond l'espace horizontal représentant chacune des parties du tracé.

Il est possible aussi d'inscrire les oscillations pendulaires d'un métronome monté à une vitesse connue, auxquelles on rapporte les portions de lignes.

Rien n'est changé dans les fractions représentant les rapports des temps entre eux; on ne retire de cette méthode que l'avantage d'avoir en fractions d'unités de temps le nombre absolu de chacun des bruits ou des silences.

A l'état normal, une révolution entière se ferait en $0'',87$, dont 28 pour la systole ventriculaire, le premier bruit occuperait assez souvent de $0'',075$ (Rive) à $0'',085$ (Landois), le petit silence à peu près même durée, le second bruit moins, le grand silence $0'',59$.

Mais la détermination aussi précise de ces nombres n'offre pas autant d'avantages qu'on pourrait se le figurer, à cause de leur variabilité, même à l'état physiologique. Ce qu'il importe de connaître, c'est leur rapport, c'est-à-dire leur valeur relative.

Jusqu'ici nous avons déterminé la corrélation des quatre temps de la révolution cardiaque avec l'inscription cardiographique fournie par la pointe du cœur; avant de voir à quelles causes sont dus les deux bruits du cœur, il nous faut établir à quelle phase de l'activité cardiaque répond chacun des bruits.

Chez les animaux en expérience et chez l'homme sur les sujets à extrophie cardiaque on assiste aux mouvements alternatifs de contraction et de relâchement du cœur, dont la succession se déroule ainsi : ce sont d'abord les oreillettes qui reviennent sur elles-mêmes par une contraction rapide (systole auriculaire); puis c'est le tour des ventricules à se contracter. On les sent à la main se durcir, devenir plus globuleux. Enfin la masse ventriculaire se relâche et de nouveau la même succession de phénomènes se renouvelle.

Harvey n'eut pas d'autres matériaux pour montrer le mécanisme de la révolution cardiaque.

Si dans ces conditions on ausculte le cœur, on recueille un indice : le premier bruit s'entend en même temps que se produit la systole ventriculaire, le second au début du relâchement des ventricules.

Les indications données par la méthode d'enregistrement viennent corroborer la première partie de nos constatations. Au moment du premier bruit, le tracé s'élève ; l'ampoule contenue dans le ventricule de l'animal en expérience est donc comprimée et le tambour explorateur placé à l'autre bout du système reçoit une poussée indicatrice de la contraction.

Mais il semble y avoir contradiction pour le second bruit ; la secousse du tracé ne correspond à aucun mouvement actif des cavités cardiaques.

Pour saisir son mécanisme il est nécessaire de pénétrer plus avant dans le fonctionnement physiologique du cœur qui nous donnera la clef des phénomènes acoustiques et nous éclairera sur les causes qui les engendrent.

Théorie des bruits du cœur.

Systole et diastole. — Par la cardiographie nous avons pu vérifier la corrélation chronologique de chacun des bruits du cœur avec un moment donné d'une des phases de la révolution cardiaque.

Avant que cette démonstration pût être faite, toutes les interprétations pouvaient se donner cours. Mais aujourd'hui, après toutes ces tergiversations de théories, nous sommes en possession de notions assez fermes pour suffire tout au moins à une explication d'ensemble, quelques détails restant encore à débattre.

L'historique de la question ne peut plus avoir maintenant que l'intérêt qui s'attache à la curiosité archéologique; on la trouvera traitée avec une grande clarté dans l'ouvrage classique de Barth et Roger[1]. Nous ne pourrons mieux faire que d'y renvoyer le lecteur, afin de ne pas allonger ces préliminaires physiologiques outre mesure.

Le cœur chez les mammifères, dont l'homme fait partie, se compose de quatre cavités superposées deux à deux, un couple à droite, un couple à gauche, en haut l'oreillette, en bas le ventricule; l'oreillette s'abouche au ventricule par l'orifice auriculo-ventriculaire; le ventricule a une porte de sortie qui communique à la branche artérielle principale, orifice aortique à gauche, orifice pulmonaire à droite, munis de leurs valvules sigmoïdes; mais chaque moitié fonctionne normalement comme la moitié correspondante. Les phénomènes mécaniques peuvent donc être envisagés d'un seul côté.

Prenons le ventricule vide, relâché, en diastole;

1. Barth et Henri Roger. *Traité pratique d'auscultation, suivi d'un précis de percussion*, 9e édition, 1878, p. 296 à 346

petit à petit il se remplit, passivement, par le sang qui d'abord coule de l'oreillette, puis en est lancé un peu plus fort par une contraction ou systole de celle-ci vers la fin de la diastole ventriculaire ; sur le tracé, premier ressaut.

Le ventricule, rempli, entre en contraction pour faire passer le sang dans l'artère qui lui fait suite.

Dans une première période (*période de fermeture*), qui dure en moyenne 0″,073 d'après Rive, 0,085 d'après Landois, toutes les valvules du cœur restent closes, les auriculo-ventriculaires se sont fermées, les sigmoïdes ne sont pas encore ouvertes. (*Verschluss-zeit* de M. Martius.)

Dans cette période le cœur emploie toute sa force à élever la pression intérieure du ventricule, jusqu'à ce que celle-ci surpasse la pression aortique.

Ce temps s'inscrit par la ligne d'ascension du tracé cardiographique. La fermeture de la valvule mitrale comme celle de la tricuspide se fait au moment précis qui marque le pied de la ligne d'ascension [1]. Le sommet répond au choc précordial, à l'instant où la seconde période commence, lorsque les valvules sigmoïdes s'ouvrent ; c'est la *période de l'évacuation* (*Austrei-bungzeit*). La courbe cardiographique s'infléchit.

Ces deux périodes ont chacune une durée à peu près égale à l'état normal, quoique variant un peu d'un sujet à l'autre. Leur égalité cesse dans les états pathologiques. C'est ainsi que dans l'artério-sclérose il faut, par exemple, 12 à 15 centièmes de seconde

---

1. Martius. Graphische Untersuchungen, *ibid.*, p. 335.

pour la période de fermeture et 6 pour celle de l'évacuation. Le ventricule vidé, la fermeture des valvules sigmoïdes empêche le reflux du sang.

On avait attribué l'abaissement de ces replis au choc en retour que produirait l'élasticité des artères qui reviennent sur elle-même après avoir été dilatées par l'impulsion cardiaque.

On y verrait aujourd'hui plutôt l'effet de l'aspiration du ventricule qui se relâche.

L'occlusion des sigmoïdes correspond au pied de l'ondulation.

Landois[1] avait cru pouvoir avancer que la chute des valvules sigmoïdes de l'artère pulmonaire retardait sur celles de l'aorte. Il basait son opinion sur l'interprétation des tracés cardiographiques qui lui donnaient deux ondulations successives après la ligne de descente.

Martius rectifie cette manière de voir et prouve que ces ondulations diastoliques sont bien plus tardives et que ce sont elles qui correspondraient à des chocs en retour.

Après la fermeture des sigmoïdes, nous retrouvons le ventricule comme au début de la description et les mêmes phénomènes se renouvellent.

Le rapport de la systole à la diastole, c'est-à-dire de la contraction et du relâchement du ventricule, a été fixé à 7 : 16 (Martius et Stockmann[2]).

1. LANDOIS. *Graphische Untersuchungen über den Herzschlag*, 1876, p. 60. — MARTIUS. *Ibidem*, p. 333 et p. 476.

2. FRITZ STOCKMANN. Ueber das zeitliche Verhœltniss der Dauer der Systole zur Dauer der Diastole (Königsberg in Preussen, 1889, R. Leupold, 34, p. 80.)

C'est à cette même relation qu'est abouti M. Ott[1], qui ne fait aussi débuter la diastole qu'au pied de l'ondulation sigmoïde; pour lui, la systole comprend non seulement la partie anacrote ou descendante, mais aussi la partie catacrote jusqu'à la chute des sigmoïdes.

Moens et Baxt[2] voulaient même prolonger la systole jusqu'après la chute des sigmoïdes.

Causes des bruits du cœur. — Voyons donc rapidement à quelles origines on peut rapporter chacun les deux bruits du cœur.

D'abord le premier. Le moment précis de sa production coïncide avec les quatre phénomènes suivants : 1° fermeture des valvules auriculo-ventriculaires; 2° contraction des parois musculaires des ventricules; 3° glissement du sang sur les valvules sigmoïdes et écartement de ces replis; 4° choc de la pointe contre la paroi thoracique. Quelle part ces quatre phénomènes prennent-ils dans la production des bruits du cœur?

Un grand nombre de physiologistes donnent comme origine principale au premier bruit, le claquement des valvules auriculo-ventriculaires au moment de la systole ventriculaire, d'après l'opinion de Rouanet.

L'interprétation seule du mécanisme a produit des dissidences et fait naître deux opinions différentes. D'un côté, MM. Chauveau et Faivre[3] admettent que, au moment de l'occlusion des valvules auriculo-ventriculaires, le sang se précipite sous leur face infé-

1. Oᴛᴛ. *Deutsches Archiv f. klin. Med.*, t, XXIV, p. 129.
2. Moᴇɴs. *Pflüger's Archiv.*, Bd. XX, 1879, p. 517. — Bᴀxᴛ. *Archiv f. Anat. u. Physiol.*, 1878, p. 122.
3. Cʜᴀᴜᴠᴇᴀᴜ ᴇᴛ Fᴀɪᴠʀᴇ. *Gazette médicale de Paris*, 1856.

rieure et en repousse mécaniquement les valvules en les relevant sous forme de *dôme multiconcave* à convexité tournée vers l'oreillette. De l'autre, M. Marc Sée[1] et avec lui Kuss pensent que la fermeture de l'orifice auriculo-ventriculaire ne doit pas être envisagée comme un phénomène passif, mais qu'au contraire on doit rapporter à la contraction musculaire des piliers le rapprochement des bords des valvules et leur abaissement, qui intercepte ainsi toute communication entre le ventricule et l'oreillette correspondante.

Mais le jeu des valvules auriculo-ventriculaires, malgré sa grande part contributive à la production du premier bruit, ne serait pas la seule cause.

Sans avoir la même importance qu'elle, et agissant comme adjuvant, viendrait le renforcer le murmure produit par la contraction musculaire.

Dans les circonstances rares où l'on a pu mettre le stéthoscope presque directement sur le cœur, on peut dissocier le premier bruit. C'est ainsi que sur la femme à ectocardie que M. F. Frank a étudiée, on entendait, en auscultant les deux tiers inférieurs de la masse ventriculaire, « un bruit sourd (bruit musculaire) sur lequel se détache un bruit de clapet (tension brusque des valvules auriculo-ventriculaires)[2] ».

C'est à mettre en évidence l'existence de ce même bruit musculaire (Herzmuskelton) que s'est attaché M. L. Krehl[3] dans un mémoire récent, confirmant

1. MARC SÉE. Recherches sur l'anatomie et la physiologie du cœur, spécialement au point de vue du fonctionnement des valvules auriculo-ventriculaires. (*Archives de physiologie*, 1875.)

2. F. FRANK. *Archives de physiologie*, 1889, p. 72.

3. L. KREHL. Ueber Herzmuskelton. (*Du Bois-Raymond's Archiv*,

aussi les expériences antérieures de Ludwig et de
Dogiel. A l'aide d'un dispositif ingénieux, M. L. Krehl
pouvait à volonté, sur des chiens, empêcher ou permettre la fermeture des valvules auriculo-ventriculaires. Malgré l'absence de fermeture de la valvule,
un premier bruit n'en persistait pas moins. Du reste,
Wintrich pouvait, à l'aide de résonnateurs à membrane, dissocier le premier bruit en ces deux composants, bruit de claquement valvulaire, bruit de contraction musculaire. Le redressement des valvules
sigmoïdes, le glissement de l'ondée sanguine à leur
niveau, ne donneraient normalement lieu qu'à des
vibrations sonores négligeables; mais, lorsque des
aspérités en garnissent l'orifice ou lorsque celui-ci
est rétréci, le bruit produit peut être intense.

Le choc de la pointe contre la paroi thoracique
apporterait aussi son appoint de vibrations sonores
dans la constitution du premier bruit.

Le mécanisme du *second bruit* du cœur est plus
simple. L'examen des tracés cardiographiques prouve
son synchronisme avec le moment où retombent les
valvules sigmoïdes au début du relâchement ventriculaire, lorsque l'aspiration ventriculaire fait naître
l'ondée en retour.

Aucun autre phénomène ne se passe en même

1889, 3, p. 252.) — C. R. ILLINGWORTH. The first sound of the heart.
(*Lancet,* London, 1879, t. I, p. 178.) — J. B. HAYCRAFT. The cause of
the first sound of the heart. (*J. of physiol.*, Cambridge, 1890, t. XI,
p. 486-445.) — A. KASEM-BEK. O przyczynach powstawania peerwszego
tonu serca poszukiwania doswiadczalne (*Gazetta lek.* Varsovie,
1889, 25, IX, p. 610-621) et Ueber die Entstehung des ersten Herztones.
(*Arch. für der gesammte Physiol.* Bonn, 1890, XLVII, p. 55-68.)

temps que cette chute; ce n'est donc qu'à elle qu'est dû le second bruit. Du reste, le lieu de sa formation serait, faute d'autre preuve, démontré par les altérations pathologiques du phénomène, par le souffle qu'on rencontre dans l'insuffisance aortique par exemple.

Expérimentalement, la section des valvules opérée à l'aide d'une sonde armée donne la même confirmation.

Afin d'éviter les confusions, il importe de préciser la signification des termes employés et en particulier de certaines expressions synonymes. Nous avons l'habitude, en France, de dire qu'un bruit a lieu au premier temps lorsqu'il s'entend pendant la systole et qu'un bruit est au second temps lorsqu'il se perçoit pendant la diastole. Par abréviation, on se sert de l'expression plus ou moins correcte de premier temps ou de second temps comme synonymes de bruit au premier ou au second temps. Ainsi on trouve mentionnées dans les observations des expressions comme celles-ci : premier temps soufflant, dédoublement du second temps, qui veulent dire que le premier bruit, normalement produit au premier temps (systole) possède un timbre soufflant, que le second bruit, né pendant le second temps (diastole), se répète.

Il est préférable de s'en tenir aux dénominations de premier ou de second bruit. A l'étranger, en Allemagne en particulier, on aime mieux employer les mots premier ou second ton, et l'on réserve le terme *bruit* (Gerausch) pour les modifications pathologiques des phénomènes acoustiques.

Variétés du rythme physiologique des bruits du cœur. — Si, comme tout phénomène biologique, le rythme des bruits du cœur ne s'astreint pas à un mathématisme rigoureux, il n'en est pas moins vrai qu'à l'état normal les particularités qui peuvent se présenter d'un individu à l'autre n'évoluent que dans un cercle restreint.

La différence que peuvent affecter les temps de la révolution cardiaque d'un sujet à l'autre, n'altère pas d'une façon suffisante la cadence normale pour nécessiter une description spéciale. Il suffit de noter que des variations soient possibles.

Ces variations existent de même selon les différentes conditions physiologiques du moment chez le même individu.

Mais à côté de ces minimes changements dans le rythme des bruits du cœur, on en a noté de plus importants, pour lesquels on a pas besoin de recourir ni à des finesses d'auscultation, ni à des démonstrations à l'aide d'appareils.

On a en effet trouvé, à l'état normal, les bruits du cœur dédoublés.

Dédoublements normaux des bruits du cœur. — Ce n'est guère que depuis le mémoire de M. Potain[1] que nous possédons quelques notions précises à ce sujet, sur lequel certains auteurs ont manifesté quelque réserve. Ce n'est pas que la génération médicale antérieure n'ait pas remarqué l'existence de ces

---

1. Potain. Note sur les dédoublements normaux des bruits du cœur. (*Société médicale des hôpitaux*, 22 juin 1866 et *Union médicale*, août-septembre 1866, p. 307-357-438, 595-611.)

dédoublements[1], produits à l'état physiologique, mais sur cette question, comme nous le montre M. Potain, régnait une grande confusion.

Ce que ses devanciers considéraient comme phénomène rare, M. Potain s'efforça de le démontrer très fréquent, pourvu qu'on y mette l'attention nécessaire. Sur 500 individus sains il rencontra 99 fois un dédoublement, 61 fois du premier, 30 fois du second et 8 fois des deux bruits, et encore cette proportion d'environ 5 pour 100 est trop faible, si l'on veut compter les cas où le phénomène existe esquissé. Ces dédoublements se rencontrent aussi bien chez les enfants que chez les vieillards ou les adultes.

On ne doit comprendre comme dédoublement que « la répétition à court intervalle de l'un des bruits du cœur ou de tous les deux »; mais l'observation minutieuse permet de constater toute une série de variantes, depuis le simple prolongement jusqu'à la séparation nette en deux bruits ou tons différents, dont le second peut parfois l'emporter en force sur le premier, et chacun avoir une ligne de propagation et un lieu d'élection différents.

Deux caractères distinguent ces rythmes normaux des dédoublements pathologiques; c'est d'abord leur

1. GENDRIN. *Leçons sur les maladies du cœur*, t. I, p. 88. — BARTH et ROGER. *Traité pratique d'auscultation*, Paris, 1865, p. 368. — SKODA. *Traité de percussion et d'auscultation*. Trad. Aran, Paris, 1854, p. 262. — WALSHE. *Practic Treatise on disease of the lungs and heart*, 1851, p. 211. — STOKES. *Diseases of the heart and aorta*, 1854, p. 116. — RICHARDSON. *Clinical Essays*, 1862, p. 47. — SCHŒFER UND SEITZ. Ueber die Auscultation der normalen Herztœne. (*Archiv für gem. Arch.*, Bd. V, 1869, p. 137.)

constance et les rapports étroits qu'ils affectent avec les mouvements respiratoires qui les influencent d'une façon absolue.

« Quand la respiration est libre, ample, facile et lente, le dédoublement du premier bruit a toujours lieu à la fin de l'expiration et au commencement de l'inspiration ; celui du second bruit à la fin de l'inspiration et au commencement de l'expiration[1]. »

Par suite de la différence de vitesse de la respiration et des battements cardiaques, il n'y a pas dédoublement des deux bruits dans la même pulsation, par conséquent pas quatre bruits.

« Si... on gêne très notablement l'entrée et la sortie de l'air par une occlusion incomplète de la bouche ou du nez, ou de la glotte, on voit l'influence des mouvements respiratoires sur les dédoublements se renverser... ; ... le dédoublement du second bruit se produit à la fin de l'expiration et au commencement de l'inspiration[2] » ; tandis que le dédoublement du premier bruit se fait à la fin de l'inspiration et au commencement de l'expiration. Ce dernier dédoublement est souvent moins net que l'autre.

« Enfin, si on exerce des efforts énergiques d'inspiration et d'expiration sans livrer aucun passage à l'air, il arrive que les dédoublements se produisent au moment même où commence l'effort et cessent avant qu'il soit terminé.... »

Le second bruit se dédouble dans la première

1. *Ibid.*, p. 359.
2. *Ibid.*, p. 362. — J. M. GRANVILLE. Heart sounds when the breath is held. (*Brit. med. J.* London, 1888, II, p. 215.)

partie de l'inspiration, le premier dans la même partie de l'expiration.

La raison de ces dédoublements réside dans des conditions purement physiologiques.

Le dédoublement du second bruit résulte de la chute anticipée des valvules sigmoïdes de l'aorte sur celles de l'artère pulmonaire. Ce claquement hâtif arrive chaque fois que la pression artérielle dans l'aorte excède d'une façon exagérée la pression intraventiculaire.

Les physiologistes[1] et les médecins ont donné la preuve de ces variations de pression dans les cavités cardiaques sous l'influence de la respiration.

L'explication fournie par M. le professeur Potain pour le dédoublement physiologique du second bruit du cœur s'appuie donc sur des preuves multiples.

A la fin de l'inspiration, la tendance au vide thoracique fait appel d'un côté au sang des veines caves, d'où réplétion plus facile de l'oreille droite et affluence du sang dans le ventricule, tandis qu'à gauche l'aspiration thoracique tend à faire rétrograder le sang contenu dans l'aorte vers le ventricule gauche.

Depuis le travail de M. Potain, la question a été reprise par R. Neukirch[2], qui arrive aux mêmes con-

1. E. WERTHEIMER et E. MEYER. Les variations respiratoires du rythme du cœur et de la forme du pouls. (*Archives de physiologie*, 1889.) — I. CANTALAMESSA Sopra un caso di aumentato impulso inspiratorio della punta cardica. (*Bull. de sc. med. di Bologna*, 1889. Pise, XXIII, p. 225-229.) — C. MORDHORT. Ueber den Blutdruk in Aortensystem und die Vertheilung der Blutes im Lungenkreislauf wœhrend der In und Exspiration. (*Archiv für Physiol.* Leipzig, 1879, p. 342-55.)

2. R. NEUKIRCH. Ueber die Bedeutung der gespalteneń Herztöne. (*Zeitschrift für klinische Medicin*, t. II, 1886.)

clusions. C'est à la fin de l'inspiration et au commencement de l'expiration que le second bruit se dédouble le plus nettement. Ce dédoublement se produit surtout lorsque, pour une cause quelconque, les battements cardiaques sont accrus en nombre et que la pression artérielle s'est élevée dans l'aorte.

Le retard dans la chute des valvules sigmoïdes pulmonaires, comme cause du dédoublement a été depuis admis par A. Geigel[1], comme par Neukirch[2] et par Dehio[3].

Mais il existe quelques variantes dans le mécanisme adopté par les auteurs.

Tandis que les uns donnent l'explication du dédoublement du second ton (Ziemssen et Maximowitsch, Geigel) par le retard de sigmoïdes pulmonaires, par suite de l'augmentation de la pression dans le ventricule droit, les autres (Potain, Neukirch, Gerhardt) y voient une avance des valvules sigmoïdes aortiques sur leurs congénères pulmonaires. La distinction peut paraître subtile.

M. Dehio se rattache à la première opinion; il s'appuie sur les expériences de M. Frey[4], qui prouvent que l'allongement et la force de la systole sont proportionnels à la réplétion du ventricule; par consé-

1. A. GEIGEL. Der gestaltene Herzton. (*Verhandlungen der Würzburger physik. medicin. Gesellschaft*. N. F., Bd. I, 1869.)

2. *Ibid.*, p. 314.

3. K. DEHIO. Die Entstehung und Bedeutung des gespaltenen zweiten Herztones (*St Petersburger medicinische Wochenchrift*, N. F. VIII, 1891, p. 279 et suiv.).

4. VON FREY. Physiologische Bemerkungen über die Hypertrophie und Dilatation des Herzens. (*Deutsches Archiv für klinische Medicin* Bd. XLVI, 1890.)

quent l'augmentation de pression dans le ventricule droit fera durer sa systole plus longtemps que celle du gauche, d'où le retard ou plus exactement la prolongation de la systole à droite, d'où l'empiètement sur le grand silence du bruit causé par la chute des sigmoïdes pulmonaires.

C'est un mécanisme analogue que reconnaît le dédoublement du premier temps; le même manque de synchronisme se reproduit pour les valvules auriculo-ventriculaires. Ici la valvule gauche se ferme encore avant la droite; mais la mitrale ne se relève pas prématurément; c'est la tricuspide qui se redresse en retard, par suite de l'excès de pression que supporte sa face supérieure par exagération de tension dans l'oreillette droite. C'est en effet dans le moment précis où le dédoublement s'entend que l'afflux sanguin se fait au maximum.

En somme, si le dédoublement du second bruit tient à l'excès de tension sur les sigmoïdes aortiques par suite de l'hypertension dans l'aorte, le dédoublement du premier est lié à l'excès de tension sur la valvule tricuspide par suite de l'hypertension dans l'oreillette droite.

Lorsque le dédoublement se produit, à la fin de l'expiration et au commencement de l'inspiration, c'est au moment où 1° le sang veineux se précipite avec plus de force et de rapidité dans l'oreilette droite, où 2° le ventricule droit se contracte moins énergiquement étant moins soutenu, où 3° la résistance moindre est du côté de l'artère pulmonaire.

DEUXIÈME PARTIE

Que le cœur lui-même soit atteint, qu'il y ait lésion de l'organe ou qu'il ne reçoive que le contre-coup d'une affection locale ou générale, qu'il n'y ait que trouble dynamique, il peut en résulter une modification dans le rapport des différents temps de la révolution cardiaque.

Les quatre parties constituantes de chaque pulsation, les deux bruits et les deux silences, peuvent, par leur prolongement ou leur raccourcissement, modifier le martellement physiologique.

Lorsque les bruits du cœur ont conservé à peu près leur timbre normal, même lorsqu'ils sont remplacés ou couverts par un souffle, l'agencement réciproque des divers temps peut n'avoir subi qu'une légère transformation, sans qu'il y ait à proprement parler rythme nouveau.

Une perturbation plus profonde est créée lorsqu'un souffle empiète tellement sur le temps suivant qu'il le remplit entièrement.

On ne peut cependant pas dire que de ce fait il existe un rythme particulier; du reste, dans ce cas, c'est l'apparition du souffle qui vient donner la note dominante et le rythme n'occupe que le second plan.

Si donc il ne faut pas manquer de noter toutes les

atteintes qui peuvent être portées au rythme des bruits du cœur par l'état pathologique, il ne convient de retenir pour des chapitres séparés que les troubles dont résulte une variation bien nette et autonome et de décrire seulement à part les rythmes que les auteurs ont cru devoir mettre en vedette sous un nom spécial.

Un autre argument vient à l'appui de cette manière d'envisager cette étude. Les rythmes spéciaux seuls ont suffisamment attiré jusqu'ici l'attention des auteurs ; pour eux déjà, les documents restent encore éparpillés de côté et d'autre et parfois incomplets ; notre tâche a consisté à les rassembler et à leur donner un corps ; nous ne nous dissimulons pas que bien des points restent encore dans l'ombre.

Les atteintes que peut subir le rythme des bruits du cœur sont diverses et les rapports entre les temps de la révolution cardiaque, bruits et silences, éprouvent des modifications qui portent sur un ou plusieurs de ces éléments. Le mot même de rythme implique uniquement l'idée de rapport de durée, nous n'avons donc à tenir compte que secondairement de l'intensité et du timbre dans les changements survenus dans les bruits du cœur.

Si la transformation d'un bruit en souffle ne doit nous occuper que d'une façon tout à fait accessoire dans l'étude des rythmes pathologiques des bruits du cœur, il n'en est pas de même lorsque, par suite de dédoublement d'un des bruits ou d'adjonction d'un bruit supplémentaire, les temps sonores de la révolution cardiaque se trouvent augmentés de nombre

RYTHMES DES BRUITS DU CŒUR A L'ÉTAT PATHOLOGIQUE

1° Avec changement dans la durée des éléments nor-maux d'une révolution cardiaque.

du grand silence — allongement : sans rythme spécial. (Bradydiastolie.)
du grand silence — raccourcissement : sans rythme spécial. / avec rythme fœtal ou embryocardie,
du petit silence : raccourcissement — sans rythme spécial. / avec rythme de déclenchement.

2° Avec changement dans le nombre des bruits.

par augmenta-tion du nombre :
— rythmes à trois bruits : rythmes de galop. / dédoublement — du 1er bruit. / du 2e bruit.
— rythmes à plus de trois bruits : rythme mitral. / bruits systoliques en écho.

par diminution du nombre :
— rythmes à un bruit : disparition du 1er bruit. / disparition du 2e bruit.
Plus de bruit : silence du cœur.

ou lorsque, par l'extinction de l'un ou l'autre des deux bruits normaux ou même des deux, le rythme cardiaque ne comprend plus qu'un nombre réduit de bruits, un ou zéro.

De ces probabilités résulte une classification toute naturelle des rythmes des bruits du cœur à l'état pathologique en deux catégories distinctes : 1° les *rythmes des bruits du cœur* sans changement dans le nombre des bruits, *par* simple trouble ou *changement dans la durée des éléments normaux d'une révolution cardiaque*; 2° les *rythmes des bruits du cœur par changement dans le nombre des bruits.*

I. — RYTHMES AVEC CHANGEMENT DANS LA DURÉE.

Si l'on voulait tenir compte de toutes les possibilités, comme chacun des quatre temps du rythme du cœur peut s'allonger ou se raccourcir dans des proportions diverses et variables, on pourrait décrire un grand nombre de rythmes par suite de la combinaison de toutes ces modifications. Il en résulterait des divisions extrêmement multipliées qui nuiraient plus qu'elles n'aideraient à la clarté du sujet.

En général, il est rare que le trouble de la cadence des bruits cardiaques porte sur plus d'un des éléments; du moins l'observateur, pour des phénomènes aussi rapides, n'est guère capable de faire une analyse plus fine, malgré une oreille très exercée.

De ce fait, se trouve limité le nombre des variétés

de rythmes pathologiques et l'on pourrait admettre huit modifications, quatre par raccourcissements, quatre par allongement. Cette classification n'aurait rien que de logique, ce n'est cependant pas celle que nous adoptons. Nous croyons qu'on peut ne pas y faire entrer les changements que les bruits peuvent subir dans la durée et nous en tenir à ceux que souffrent les silences.

Cette opinion s'appuie sur plusieurs raisons, les suivantes :

Le raccourcissement d'un des bruits du cœur par rapport aux deux autres temps n'a pas jusqu'ici attiré l'attention des observateurs ; le chapitre qu'on voudrait lui consacrer serait donc bien difficile à remplir autrement que par des considérations théoriques dont l'utilité semblerait fort discutable. Si l'allongement ou le prolongement de tel ou tel bruit appartient plus à la pratique, les circonstances mêmes de sa production montrent que ce prolongement s'accompagne souvent d'une transformation complète du bruit en souffle : tel est le cas dans les faits d'insuffisance soit mitrale, soit aortique. Une telle perturbation donne au souffle un rôle si prépondérant que ce n'est pas le rythme qui fixe l'attention, mais ce souffle. Même lorsque le timbre du bruit n'a pas subi une altération aussi profonde, la durée plus longue du bruit, soit simplement roulé, soit tout à fait soufflé, ne correspond en somme qu'à un raccourcissement du silence qui le suit. Le temps sonore empiète sur le temps aphone, et l'oreille saisit peut-être mieux les modifications de durée de l'intervalle silencieux qui contraste avec la phase sonore : le soupir se détache mieux que la note.

Cette observation, vraie pour les deux silences, vaut encore plus pour le grand, dont la durée, beaucoup plus longue que celle des trois autres temps respectivement, et presque égale à leur durée totale, met entre le second et le premier bruit une pause que l'oreille mesure plus nettement. Malgré ce que cette proposition semble avoir de paradoxal, c'est donc en tenant seulement compte des changements survenus dans la durée de l'un ou l'autre silence qu'on peut distinguer les divers rythmes des bruits du cœur.

Changement dans la durée du grand silence. Allongement (Bradydiastolie).

Étude clinique. — La modification peut porter sur la durée du grand silence qui s'allonge non seulement d'une façon absolue, cela va de soi, si le cœur bat plus lentement, mais d'une façon relative par rapport aux autres éléments de la révolution cardiaque. C'est de cette relativité que naît la modification du rythme.

Au lieu de représenter plus du tiers de la révolution cardiaque, le grand silence peut s'étendre beaucoup plus, de sorte que chaque couple des deux bruits est séparé du couple suivant par un intervalle parfois considérable, la durée respective de chacune des parties de chaque couple entre elles restant dans les mêmes proportions qu'à l'état normal.

Cette modification du rythme des bruits du cœur n'aboutit pas à un type unique et à la constatation d'une forme propre.

L'allongement du grand silence se voit surtout avec le ralentissement des pulsations cardiaques. Ce ralentissement des pulsations cardiaques ne crée pas par elle seule une altération dans la cadence du cœur, si les contractions de l'organe se font d'autant plus lentement qu'elles sont plus rares, c'est-à-dire durent d'autant plus que le nombre des contractions diminue. La relation entre les bruits et les silences ne change pas. Il n'en est pas de même lorsque les systoles se font simplement rares, c'est-à-dire s'éloignent les unes des autres sans que leur durée absolue se prolonge, c'est alors le grand silence qui s'allonge.

Lorsque cette prolongation du grand silence acquiert une certaine importance, comme dans la bradycardie de certaines cardiopathies. La sensation perçue par l'oreille appliquée sur la région précordiale est tout à fait caractéristique : un premier bruit, bruit normal ; une courte pause, petit silence habituel ; un second bruit, second claquement physiologique. Ces trois parties successives, sonorité, silence, sonorité, se développent avec une durée respective correspondant à des pulsations cardiaques d'une rapidité moyenne. Mais, avant d'assister à leur retour, l'observateur est obligé d'attendre beaucoup plus longtemps que ne l'indiquait le début de la révolution cardiaque, et il ressent dans certains cas une espèce d'anxiété, pendant cette diastole interminable, tant l'attente lui semble démesurée. Il se demande si le cœur ne va plus reprendre sa marche.

Le cœur, comme le pouls, bat non pas lentement, c'est-à-dire en prolongeant chacun des chocs. Ils sont rares, c'est-à-dire que la systole ventriculaire ne se répète qu'à long intervalle en ne durant que peu de temps.

On peut rapprocher de ce rythme à grand silence traînant le rythme de déclenchement, dans lequel le petit silence se trouve très raccourci; mais qui s'en distingue par le rapprochement anormal des deux bruits et la rapidité des pulsations cardiaques.

Mécanisme. — L'allongement pathologique du grand silence peut reconnaitre deux mécanismes complètement différents, à chacun desquels s'attache une pathogénie particulière.

Dans une première catégorie, l'allongement appartient bien à un seul grand silence, qui dure d'une façon démesurée; l'*allongement* est *réel*.

Dans une seconde, l'*allongement* n'est qu'*apparent*. Le temps, occupé par ce qui semble un seul long silence, comprend en fait deux grands silences ou plus mis bout à bout; à leur point de soudure devrait exister une contraction cardiaque qui a avorté.

La réalité de cette interprétation s'appuie sur des preuves cliniques ou thérapeutiques.

Lorsqu'on examine un malade qui présente ce rythme des bruits du cœur, on perçoit de temps en temps au milieu de ce long silence des tentatives de contraction, comme Stokes l'avait noté.

Le tracé cardiographique ou même sphygmographique porte sur la longue ligne horizontale qui marque la diastole un ou plusieurs ressauts parfois très nets.

S'il arrive qu'on donne de la digitale, il peut en résulter un effet paradoxal[1]; le médicament, dont l'effet ordinaire est de ralentir les pulsations cardiaques, les augmente. Cette accélération s'interprète par la mise en évidence des systoles avortées, auxquelles le médicament a redonné de la force.

Du reste, ces systoles avortées peuvent se multiplier et l'on a le rythme que nous signalerons, d'après M. Huchard, sous le nom de *bruits systoliques en écho* (page 188).

Pathogénie. — Comme dans la plupart des rythmes des bruits du cœur, c'est à la fibre cardiaque qu'il faut remonter. La contraction défectueuse du myocarde traduit l'état de débilité de l'élément musculaire. La bradydiastolie est le signe de la dilatation cardiaque (Huchard).

Le cœur surmené après chaque contraction se repose.

L'explication de la bradycardie, compagne fréquente de l'allongement diastolique, dépend des altérations bulbaires diverses.

Dans les bradycardies, il faut donc tenir compte de celles qui se produisent sans changement dans le rapport des différentes phases de la révolution cardiaque entre elles et celles qui n'ont lieu qu'avec changement de ses rapports par suite de la durée excessive du grand silence.

---

1. A. FREY. Berliner klinische Wochenschrift, 1887.

Pronostic. — Probablement par suite des conditions diverses qui sont capables de provoquer l'allongement de la diastole, la question du pronostic ne donne pas une réponse uniforme; tantôt sans conséquence, épiphénomène banal, la bradydiastolie devient parfois le signe de la dilatation cardiaque avec débilité cardiaque extrême, fatale.

Valeur séméiologique. — Peut-on rencontrer l'allongement du grand silence chez certains individus dont le cœur bat lentement à l'état normal (pouls napoléonien)? Faute de document à l'appui, on peut avoir quelque mal à se faire une opinion ferme à ce sujet et risquer de tomber dans l'erreur en assimilant l'allongement du grand silence et la bradycardie. En attendant de plus amples informations, vaut-il mieux s'en tenir à considérer la *bradycardie physiologique* comme non accompagnée de changement dans la durée relative des éléments de la révolution cardiaque.

Il n'en est pas de même dans une affection caractérisée par la triade symptomatique, pulsations cardiaques rares, pouls rare, attaques syncopales et épileptiformes, qu'on a reconnu appartenir à l'*artério-sclérose* combinée *du cœur et du bulbe* (maladie de Stokes-Adams)[1].

On a eu le tort jusqu'ici de perpétuer une erreur de terminologie en décrivant sous le nom de pouls lent permanent et de lenteur des pulsations car-

---

1. H. Huchard. Maladie de Stokes-Adams (*Bulletin médical*, 1890). — Traité clinique des maladies du cœur et des vaisseaux (2ᵉ édition, 1893).

diaques, les deux principaux signes cardio-vasculaires de la maladie. C'est pouls rares et pulsations cardiaques rares qu'il faut dire ; par définition, lente signifie qui ne va pas vite, qui traîne, qui met plus de temps à s'effectuer, et non qui se reproduit à long intervalle comme c'est le cas.

Sous un même processus, deux organes sont en cause, le cœur, le bulbe ; au cœur revient le changement de rythme, au bulbe la rareté des contractions.

Outre les modifications spéciales du rythme des pulsations cardiaques, outre la bigémination ou la trigémination, l'un des premiers effets de la digitale est de resserrer la systole. Chacune des contractions de l'organe est plus forte, mais l'effort est brusque, rapide ; ce que chaque systole acquiert en force, elle le perd en durée. Il y a déjà longtemps que l'attention a été attirée sur cet allongement de la période diastolique par Easton[1].

Les tracés cardiographiques pris chez l'homme, ou chez les animaux soumis à des doses modérées de digitale, montrent d'après M. F. Frank, le passage plus rapide des ventricules à la forme globuleuse, c'est-à-dire la brièveté de la systole ; le redoublement d'énergie fournie par le myocarde produit parfois sur le tracé, chez le cheval par exemple, une ondulation sur la ligne d'ascension à laquelle on a théoriquement donné une certaine importance pour l'explication du rythme de galop (D'Espine).

D'autres substances allongent la diastole, non par

1. EASTON. *Monthly medical Journal*, Glascow, juillet 1848.

renforcement de la systole, mais par amoindrissement de la contraction myocardique.

Dans l'empoisonnement par le chloral[1], le cœur tend à s'arrêter en diastole et les systoles se raccourcissent d'autant, jusqu'au moment du relâchement terminal. Même action pour la muscarine. On comprend à propos de cette dernière, dont on a trouvé l'analogue parmi les ptomaïnes, la pathogénie de certains troubles cardiaques dans les maladies infectieuses.

Le grand silence se prolonge par rapport aux autres temps de la révolution cardiaque dans la *convalescence* des grandes maladies, en particulier des fièvres graves, au moment où les pulsations cardiaques deviennent plus rares. Mais cette rareté ne se lie que lâchement à cet allongement diastolique, puisque dans le *cours* de ces mêmes maladies, fièvre typhoïde, pneumonie par exemple, malgré l'augmentation du nombre des pulsations cardiaques, le grand silence s'exagère, comme on peut le voir par la comparaison des tracés 12, 13, 14 :

Le tracé n° 12 provient d'un adulte de 30 ans à l'état physiologique ; les pulsations sont peu rapides. L'inscription du temps en 1/2 secondes montre que chaque contraction dure 9/12 de seconde, dont 5/12 pour la diastole. Au-dessous fig. 13, pris avec le même appareil, à la même vitesse, sur le cardiogramme d'un sujet atteint de pneumonie double en pleine période d'état, en pleine fièvre, chaque révo-

---

1. Vulpian. École dè médecine. *Leçon sur le chloral*, cours fait à la Faculté de médecine, 1877, p. 9.

lution cardiaque, systole et diastole, se fait en 1/2

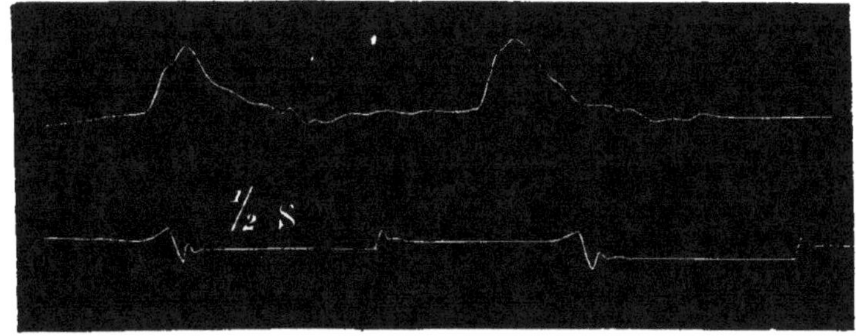

Fig. 11. — Tracé normal lent.

seconde seulement; malgré cela la diastole prend

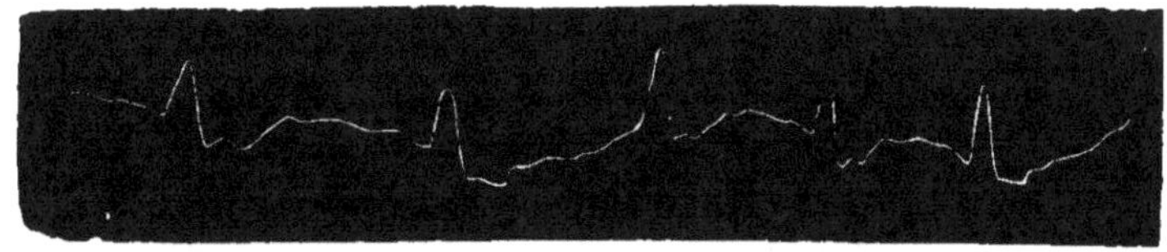

Fig. 12. — Tracé avec allongement du grand silence, dans le cours de
la pneumonie.

pour elle 5/12 de seconde autant que dans le tracé

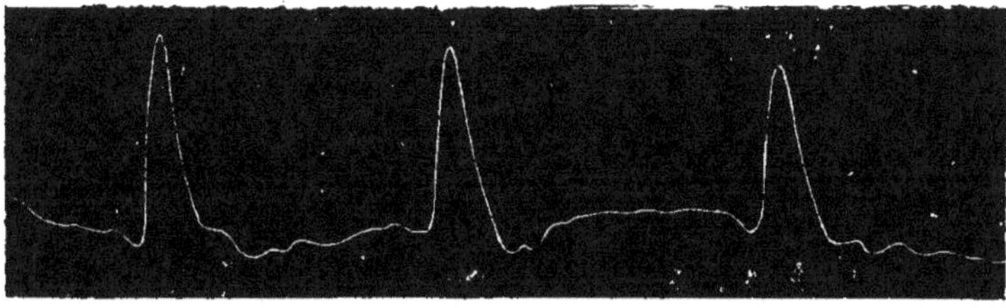

Fig. 13. — Tracé dans le cours de la fièvre typhoïde.

du cœur normal une demi-fois plus lent donné par la
figure 12.

Même constatation pour la troisième figure prise sur un typhique, au cours de la maladie.

Sans l'analyse que permet seul l'enregistrement cardiographique, on ne se rendrait peut-être pas bien compte de ce trouble du rythme cardiaque, parce que la vitesse des battements cardiaques atténue pour l'oreille la différence de durée entre les éléments de la révolution cardiaque, tandis que leur rareté tendrait à produire sur l'ouïe un effet opposé, en nous faisant prendre pour allongé un grand silence qui a pourtant scrupuleusement gardé ses rapports dans le rythme cardiaque avec les autres composants.

Traitement. — La valeur de l'allongement diastolique varie trop selon les circonstances pour dicter une ligne de conduite générale ; la médication symptomatique se noie dans la médication de la maladie causale. La bradydiastolie, signe de dilatation, contre-indique la digitale (Huchard).

RACCOURCISSEMENT DU GRAND SILENCE

I. — *Raccourcissement sans rythme spécial.*

Dès que le grand silence n'a plus sa durée normale, dès qu'il ne détache plus les couples de bruits cardiaques par une pause suffisamment longue pour comprendre à lui seul un intervalle égal ou supérieur aux trois autres éléments réunis, il donne à l'oreille une sensation qui se rapproche d'un rythme à deux temps.

Nous retrouverons ces modifications sous le nom d'*embryocardie incomplète*.

Le raccourcissement du grand silence se manifeste dans l'insuffisance aortique et M. Fr. Kraus[1] donne ce phénomène comme un signe diagnostique à ajouter à ceux qu'on décrit ordinairement dans cette affection. Mais ici la présence du souffle altère trop

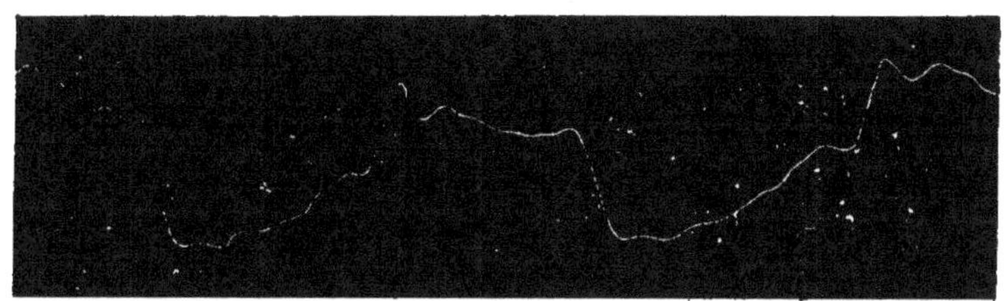

Fig. 14. — Raccourcissement du grand silence dans l'insuffisance aortique.

le rythme des bruits, pour permettre à l'oreille de mesurer les éléments de la révolution cardiaque. Ce n'est que l'enregistrement cardiographique qui a pu faire constater cette particularité (fig. 14).

II. — *Raccourcissement du grand silence avec rythme spécial.*
Rythme fœtal ou embryocardie.

Historique.

Bien qu'à la suite de la grande découverte de Laënnec, la pathologie cardiaque se soit enrichie de plus d'un signe nouveau, souffles, dédoublement, etc.,

1. Fr. Kraus. *Wiener klinische Wochenschrift*, 1891, p. 42.

le caractère fœtal du rythme des bruits cardiaques était resté inaperçu, même d'observateurs distingués, comme Andral, Gendrin, Beau, Louis et Bouillaud.

Laënnec[1] avait peut-être soupçonné une partie du phénomène, la similitude des deux bruits, lorsqu'il dit : « Enfin, dans les cas de dilatations un peu considérables, ces deux bruits ne peuvent être distingués ni par leur nature, ni par leur intensité, mais seulement par leur rapport d'isochronisme ou d'anachronisme avec le pouls artériel. »

Ce n'est cependant que dans l'ouvrage de W. Stokes[2] qu'on en rencontre pour la première fois la mention, d'une façon explicite. L'auteur irlandais énumère, avec observations à l'appui, les modifications que peut subir le rythme cardiaque dans le typhus exanthématique ; il fait remarquer la faiblesse ou la disparition d'un des bruits du cœur, et en particulier du premier, puis il ajoute :

« Dans un autre ordre de faits, les signes sont bien différents, bien qu'ils révèlent également une grande débilité du cœur. Comme dans ceux que nous venons de décrire, il y a diminution ou cessation complète de l'impulsion cardiaque; mais les accidents semblent porter sur le cœur entier. Le cœur gauche ne paraît pas être plus compromis que le cœur droit; le deuxième bruit ne l'emporte pas sur le premier. L'extinction de l'un ou l'autre bruit cardiaque n'a pas lieu, seulement *ils sont tous deux*

---

1. Laënnec. *Auscultation médiate*, 2ᵉ édit., p. 728.
2. W. Stokes. *Traité des maladies du cœur et de l'aorte*. Traduction Sénac, chap. VII, *de l'état du cœur dans le typhus*, 1864, p. 384.

moins forts et *deviennent presque complètement identiques.* Nous avons donné à cet état le nom de *caractère fœtal,* tiré de la ressemblance étroite qu'il y a entre ce phénomène et les bruits du cœur du fœtus pendant la gestation. Cette similitude est presque absolue lorsque le pouls a une rapidité de 125 à 140 pulsations à la minute. Jusqu'ici nous n'avons pu reconnaître aucune différence anatomique entre les cas dont il s'agit et les cas beaucoup plus fréquents où le premier bruit s'affaiblit. » Puis, à la récapitulation, Stokes note[1] : « XXIII. Quelquefois, *les bruits du cœur de l'adulte ressemblent à ceux du fœtus* pendant la vie intra-utérine. »

Voici à titre d'échantillon le résumé de quelques-uns des faits observés par lui. Ils donnent une bonne idée des conditions dans lesquelles l'embryocardie se produit le plus fréquemment, c'est à ce titre qu'il est utile de les mettre tout d'abord sous les yeux du lecteur.

1re Observation résumée.

Typhus maculé ; signes d'affaiblissement cardiaque prédominant à gauche ; absence du choc du cœur ; administration du vin à hautes doses ; guérison au 17e jour[2].

Homme, 24 ans, entré le 25 mars à Meat Hospital, au 9e jour de maladie, état grave. Pouls 120. Choc

---

1. W. STOKES. *Ibid.,* p. 454.
2. W. STOKES. *Ibid.* Observation XXVIII, p. 394.

cardiaque faible, 1er bruit faible non perceptible à gauche du mamelon.

26 mars. « Pouls à 116, petit, faible; on ne sent pas du tout l'impulsion du cœur. Les bruits cardiaques sont extrêmement affaiblis; on les entend à peine à gauche et au-dessus du mamelon; il est *difficile de les distinguer l'un de l'autre, car ils semblent se réunir et se confondre.* Entre le mamelon et le sternum, ils sont plus forts et mieux définis : le 2e bruit l'emporte en netteté sur le 1er. *Si la fréquence* des battements du cœur *était un peu plus grande*, les signes *ressembleraient beaucoup à ceux de la circulation fœtale.* Vin, 16 onces. »

Retour lent à la normale.

1er avril, convalescence.

2e OBSERVATION RÉSUMÉE.

Typhus maculé avec symptômes de catarrhe gastrique et symptômes nerveux très développés ; modification remarquable de l'action du cœur ; administration du vin [1].

Thomas Cavanagh, 15 ans, malade depuis 3 jours, taches, diarrhée, pouls 120, petit, dépressible; mais cœur normal.

4 jours après, délire tranquille, taches livides, langue sèche. Pouls 132, *bruits cardiaques faibles, le 1er surtout.*

Le 5e jour. « *Les bruits du cœur ressemblent*

1. W. STOKES. *Ibid.* Observation XL, p. 399.

exactement à ceux d'un fœtus au huitième mois; à la fin de l'expiration on sent très indistinctement le choc du cœur. »

Augmentation progressive de la force cardiaque, convalescence le 10ᵉ jour.

3ᵉ Observation résumée.

Typhus maculé grave, délire; caractère fœtal des bruits du cœur. — Administration du vin à fortes doses. — Guérison[1].

Patrick Quin, 20 ans, éruption abondante de taches livides. Pouls 125. Action du cœur faible.

Le 3ᵉ jour. Pouls 120. « *Les bruits du cœur ressemblent à celui de la circulation fœtale.* »

Le 15ᵉ jour, convalescence après aggravation.

4ᵉ Observation résumée.

Typhus maculé grave; complication d'une inflammation pulmonaire intense; caractère fœtal des bruits du cœur. — Administration du vin. — Mort[2].

John Harris, malade depuis 6 jours, pétéchies, pouls 96.

« 4 jours après, le pouls monte à 116 *pulsations;* les *bruits du cœur sont très faibles,* et, au dixième

1. W. STOKES. *Ibid.* Observation XLVII, p. 410.
2. W. STOKES. *Ibid.* Observation LI, p. 416.

jour, ils *ressemblent beaucoup à ceux du fœtus* pendant la vie intra-utérine. »

Autopsie, 11 heures après la mort.

Cœur : volume normal, livide, mou, surtout au niveau du ventricule gauche. Sur le ventricule droit quelques plaques laiteuses. Aspect singulier du myocarde des parois ventriculaires; couche homogène foncée; infiltrat de matière gommeuse ressemblant à la substance rénale corticale. Les piliers semblent moins atteints; le cœur droit semble normal. Pas de lésions intestinales.

On retrouve dans ces observations la netteté que Stokes a mise dans toutes ses études. On peut cependant dire que sa description est restée stérile et que ses successeurs n'en ont pas tiré tout le parti possible. Il persista bien dans l'esprit médical la notion du caractère fœtal des bruits du cœur, mais avec ce quelque chose de vague qu'ont les phénomènes non approfondis. C'est dans ces conditions que Graves[1], N. Gueneau de Mussy[2], M. M. Peter[3], mentionnent dans leurs ouvrages, sans y insister aucunement, comme par un acquit de conscience scientifique, et le plus souvent par citation de Stokes, le caractère fœtal des bruits du cœur.

Barth et Roger[4], dès les premières éditions de leur traité, le notaient dans ce passage : « Les modifications de la durée relative des silences, disent-ils,

1. GRAVES. *Clinique médicale*, traduction de Jaccoud, 1863, t. I, p. 319.

2. NOEL GUENEAU DE MUSSY. *Clinique médicale*, t. III, 1884, p. 390.

3. MICHEL PETER. *Traité des maladies du cœur et de l'aorte*, 1880, p. 198.

4. BARTH ET ROGER. *Traité pratique d'auscultation*, édit., 1863, p. 266.

portent le plus habituellement sur le grand silence. Le raccourcissement de ce grand silence, surtout avec allongement du petit, a pour effet de convertir, en quelque sorte, le rythme du cœur en une *mesure à 2 temps et les bruits cardiaques ressemblent alors à ceux des oscillations d'un pendule.* C'est une particularité assez fréquente dans l'âge avancé, lorsque le cœur est gros et flasque et que l'aorte, graduellement dilatée, a perdu la souplesse et la contractilité de ses parois. »

La valeur séméiologique restreinte qu'ils lui donnent dénote le manque de connaissances à cette époque.

Les physiologistes ont une certaine tendance à ne voir dans le rythme fœtal qu'une conséquence de l'accélération du battement cardiaque.

Marey[1] dit : «.... la durée relative des deux silences n'a rien de fixe, et il peut arriver dans certains cas que tous les deux soient égaux. *Le cœur bat alors une mesure à deux temps....* »

C'est la même opinion qu'expriment MM. Chauveau et Arloing[2] :

« Quand les battements deviennent plus nombreux le petit silence peut manquer et le grand silence se raccourcit notablement. Quelquefois même la diastole générale du cœur est insignifiante, et, dans ce cas, *les bruits donnent une mesure à deux temps....* »

1. E. J. MAREY. *Physiologie médicale de la circulation du sang,* 1863, p. 107-108.

2. CHAUVEAU et ARLOING. Article Cœur (physiologie). *Dict. encyclopédique des sciences médicales,* 1re série, t. XVIII, 1876, p. 315.

Entre temps, la lecture des relations de fièvre typhoïde permet de retrouver la mention du rythme fœtal dans quelques faits publiés. Telles les observations de M. G. Hayem[1], de M. E. Demange[2].

A l'étranger, la littérature médicale ne brillait pas par une plus grande richesse. C'est surtout dans ces derniers temps qu'on lit dans les auteurs allemands quelques mots sur le rythme fœtal (pendelartiges Rhythmus[3]). C'est à ce point que se trouvait la question, quand M. H. Huchard[4] la fit sienne par ses recherches pathogéniques et thérapeutiques. Outre le fait d'observation, l'égalité des quatre temps du cœur, la similitude des deux bruits, le degré variable de tachycardie, M. Huchard faisait surtout ressortir la valeur pronostique du phénomène, auquel il donnait le nom d'embryocardie.

Nous en avons, dans notre thèse[5], étudié le mécanisme.

Signe d'affaiblissement de tout le système circulatoire, cœur et vaisseaux, l'embryocardie ne se

1. G. HAYEM. Leçons cliniques sur les manifestations cardiaques de la fièvre typhoïde. *Progrès médical*, 1875, tirage à part, p. 15 et 51.

2. E. DEMANGE. Considérations sur la forme cardiaque de la fièvre typhoïde et son traitement par les injections d'ergotine. *Revue mensuelle de médecine*, 1885, p. 1025.

3. A. STEFFEN. Klinik der Kinderkrankeiten, Berlin, 1889.

4. H. HUCHARD. Cliniques médicales et thérapeutiques de l'hôpital Bichat. (*Semaine médicale*, 9 mai 1888, p. 186 et suivantes.) La tension artérielle dans les maladies et ses indications thérapeutiques. (*Revue générale de clinique et de thérapeutique*, p. 411, 28 juin 1888.) *Traité clinique des maladies du cœur et des vaisseaux*, 1889, et 2e édition, 1893, p. 201 et suivantes.

5. H. GILLET. De l'embryocardie ou rythme fœtal des bruits du cœur. *Thèse*, Paris 1888.

limitait pas au cas de typhus, de fièvre typhoïde, dans laquelle les observations se multipliaient[1], mais on la trouvait pour ainsi dire dans toutes les maladies infectieuses et des plus variables comme la grippe (Merklen[2]), l'hépatite tuberculeuse (Hutinel), etc.

Parmi les autres symptômes cardiaques le plus souvent observés en même temps que le rythme fœtal, la tachycardie, d'après les faits publiés, semblait un des plus constants. Toutefois on s'accordait pour n'attacher au degré variable d'accélération des pulsations cardiaques qu'un rôle secondaire d'épiphénomène.

Il a été donné à M. Grasset[3] de montrer l'indépendance des deux symptômes, embryocardie et tachycardie. Pour lui, dans l'embryocardie tachycardique, il y a deux choses, la tachycardie, signe d'affaiblissement cardiaque, le rythme à deux temps, signe d'affaiblissement vasculaire qui fait retarder le second temps et allonge la systole.

A l'heure actuelle, il faut donc considérer comme l'a développé M. Bernard[4], deux variétés d'embryocardie, *l'embryocardie tachycardique* et *l'embryocardie dissociée.*

---

1. Lizot. Embryocardie, nouveau symptôme clinique. (*Revue générale de clinique et de thérapeutique*, février 1889, p. 108.)

2. Merklen. Société de médecine. (*Bulletin médical*, mai 1892.)

3. Grasset. Embryocardie dissociée, rythme fœtal sans tachycardie. (*Semaine médicale*, 16 mars 1892, p. 101-102.)

4. Ch. M. Bernard. De l'embryocardie tachycardique et de l'embryocardie dissociée. (*Thèse* Paris 1893, n° 87.)

Étude clinique du rythme fœtal.

Lorsque le grand silence se raccourcit, l'organe peut jouer sur ce thème de nombreuses variations, si l'on veut tenir compte de toutes les nuances.

Parmi toutes ces modifications possibles, une des plus intéressantes qui se produisent est le phénomène qu'on a décrit sous le nom de caractère fœtal des bruits du cœur, d'*embryocardie*. Il consiste dans l'égalité du petit et du grand silence, auquel se joint l'identité du premier et du second bruit, ainsi qu'un degré très variable d'accélération des battements cardiaques (tachycardie) ; ce qui donne à l'oreille une sensation analogue au tic-tac d'une montre, aux bruits du cœur fœtal ou aux oscillations régulières et rapides d'un pendule.

Dans les cas nets d'embryocardie l'auscultation attentive permet de décomposer un battement cardiaque en différents temps. C'est d'abord un bruit rapide, premier bruit, puis un arrêt silencieux qui précède à un intervalle très court un bruit nouveau, deuxième bruit, aussi rapide que le premier. Un autre silence fugitif de même durée que le premier sépare ce second bruit du premier de la révolution cardiaque qui suit.

Malgré la rapidité de succession des phénomènes, on saisit parfaitement que les deux bruits ne sont plus différenciés par leur durée, non plus que par leur timbre du reste ; on sent aussi que les deux silences s'égalisent entre eux et que l'intervalle qu'ils mettent entre les bruits reste identique pour chacun et qu'il a même durée que celle de chacun des bruits. Ce qui donne quatre temps d'égale longueur.

Si, en dehors de l'accélération des mouvements du cœur, on récapitule les modifications qu'a subies le rythme cardiaque, on voit que le grand silence s'est raccourci au point qu'il ne surpasse plus le petit en durée et que le premier bruit se produit dans un espace de temps sensiblement égal au second. De cette uniformité et de cette égalité des temps de la révolution cardiaque naît un rythme spécial à deux temps :

1ᵉʳ bruit et petit silence.   2ᵉ bruit et grand silence.
        1ᵉʳ temps.   2ᵉ temps.
           1/2   1/2

ou en notation musicale

Un métronome monté de façon à battre environ 200 coups à la minute rend bien compte du phénomène.

Cardiographie.

Cette égalité de durée des 4 phases du battement cardiaque peut être inscrite et donne alors un tracé analogue à la figure 15 :

L'égalité des quatre temps perçus par l'oreille n'est pas absolument mathématique dans chaque révolution cardiaque; mais la différence se montre si minime qu'elle n'influe en rien sur le résultat général.

S'il faut faire constater que l'embryocardie s'accompagne de plus ou moins de tachycardie, et j'ajouterai surtout d'hypotension artérielle, il ne faut pas laisser croire qu'elle n'est que de la tachycardie. Ce serait une erreur d'observation. Bien des affections

Fig. 15. — Embryocardie.

se font remarquer par une rapidité extrême des pulsations cardiaques sans que le rythme des temps semble modifié ; ils sont diminués comme durée, mais leur rapport général entre eux reste identique à la normale. Il en est ainsi dans la maladies fébriles, dans les formes tachycardiques des cardiopathies artérielles et surtout dans le goitre exophtalmique au début, les palpitations nerveuses, dans lesquelles le nombre des pulsations cardiaques dépasse de beaucoup celui qu'on rencontre avec le caractère fœtal.

Dans la tachycardie même extrême, comme M. Rommelaere[1] en a cité des exemples, à 200 et 250 pulsations, il est possible de saisir entre les deux silences la même différence de timbre qu'à l'état normal.

1. ROMMELAERE. *De l'accélération cardiaque extrême.* (Bruxelles 1885.)

Dans les mêmes circonstances qui donnent lieu à l'embryocardie, dans les myocardites des maladies infectieuses, la tachycardie peut s'accompagner d'un autre rythme cardiaque pathologique, du bruit de galop par exemple[1].

Pour se convaincre que l'embryocardie ne découle pas simplement d'une tachycardie extrême, il suffit

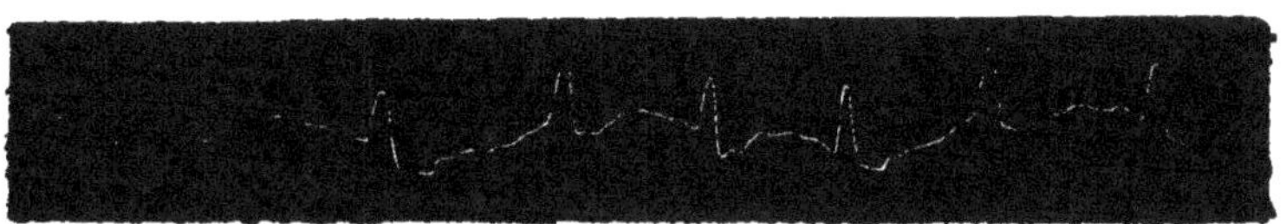

Fig. 16. — Tachycardie sans embryocardie (pneumonie).

de comparer un tracé de tachycardie, comme celui de la figure 16, provenant d'un pneumonique, pris avec le même appareil, le cylindre marchant à la même vitesse, avec les autres cardiogrammes. On voit que le nivellement des durées n'a pas lieu, malgré le nombre des pulsations et que le grand silence reste toujours le grand silence, toujours beaucoup plus long que les autres temps.

Du reste, chez les petits animaux, qui sont normalement tachycardiques par rapport à l'homme, et chez lesquels l'auscultation, gênée par cette rapidité, ferait penser à l'existence de l'embryocardie, l'appareil enregistreur, bien plus sensible et délicat que l'oreille humaine, montre qu'il n'en est rien.

Lorsqu'on coupe les deux nerfs vagues au cou

1. A. STEFFEN. *Klinik der Kinderkrankeiten*, Berlin 1889, p. 226 et 238.

chez un chien en expérience, sans faire la respiration artificielle, pendant qu'on prend le tracé cardiographique, on voit bien se produire, d'une façon assez constante, l'accélération des pulsations cardiaques, mais dans chaque pulsation prise en elle-même chacune des parties composantes garde avec les autres un rapport à peu près identique à celui qu'il avait avant la vagotomie.

Il faut, pour arriver à égaliser les **quatre temps**, injecter en même temps une substance toxique comme l'atropine, le chloral ou la nicotine, etc.

On pourrait même dire que les cas les plus nets sont ceux qui s'éloignent un peu du vrai rythme fœtal, lorsque le cœur ne bat pas très vite.

Ce qu'il y a de caractéristique, ce n'est pas l'accélération des bruits du cœur, mais leur **rythme à deux temps**, l'égalité de chacune des parties entre elles.

Embryocardie dissociée. — Du reste la clinique est venue elle-même démontrer l'indépendance du rythme à deux temps et de la tachycardie. Une première observation a été donnée dans une leçon récemment publiée par M. Grasset, qui décrit cette modalité nouvelle sous le nom d'*embryocardie dissociée*. Dans sa thèse M. Bernard[2] oppose aussi l'embryocardie ordinaire ou tachycardique à l'embryocardie dissociée.

Le sujet, sur lequel l'attention de M. Grasset a porté, était un homme, chez lequel on constata une dilatation de l'estomac et de l'artério-sclérose. A

1. Ch. M. Bernard. *Loc. cit.*, p. 101.

l'auscultation, ni bruits anormaux, ni souffle, ni arythmie; « mais le rythme offrait un caractère très spécial. Les deux bruits du cœur au lieu de correspondre à une mesure à trois temps, étaient régulièrement espacés et formaient une mesure à deux temps. » Jusqu'ici rien que de concordant avec notre description, mais ce rythme à deux temps ne s'accompagnait d'aucune accélération des battements du cœur, si minime qu'elle soit, c'est à 76, 78, 80 au plus que battait le pouls, comme le cœur du malade. Ici donc, pas l'ombre de tachycardie. Cette dissociation de ces deux phénomènes porte avec soi un premier enseignement et juge sans appel un point capital, celui du rapport de la tachycardie et de l'embryocardie, et ce verdict est prononcé par la clinique, seule sans recours aucun aux méthodes de laboratoire.

A ce fait nous en avons joint un autre[1] tout aussi net que le précédent. Le sujet était un jeune manœuvre de 16 ans soigné dans le courant de l'année 1888 pour une pleurésie, probablement double, si l'on en jugeait par les traces brunes de vésicatoires laissées des deux côtés de la poitrine et des cicatrices de cautères également bilatérales.

Il semble aussi qu'il y ait eu à ce moment quelque complication du côté du cœur à cause des marques de vésicatoires et de sangsues visibles au niveau de la région précordiale.

Après quelque temps d'une guérison relative et

1. *Annales de la Policlinique de Paris*, 5ᵉ année, n° 3, mars 1893, p. 81.

précaire réapparaît un épanchement pleural du côte gauche qui l'amène à l'hôpital. On constate les signes indéniables de cette pleurésie : en arrière et à gauche. matité remontant jusqu'à l'omoplate, résistance au doigt, vibrations abolies à partir du tiers moyen respiration augmentée en haut, quelques frottements et respiration très faible en bas, légère égophonie (nasonnement) ; en avant et à gauche, matité au niveau du sixième espace intercostal, mais pas jusqu'à l'aire de Traube, respiration sans frottements, ni râles ; à droite en avant et en arrière, état normal.

Les signes fournis par le cœur et le système circulatoire méritent de s'y arrêter. On note de la dilatation des veines du cou, une légère cyanose des lèvres, des pommettes, des genoux, un œdème modéré des deux jambes, qui a été beaucoup plus accentué il y avait un mois. Il est impossible de trouver la pointe du cœur par la palpation même dans la position penchée en avant ; on délimite mal la matité cardiaque, la matité inférieure se trouve au niveau du sixième espace intercostal gauche ; à droite, le cœur dépasse de 2 centimètres environ la partie médiane du sternum. La figure de la matité s'élargit surtout dans le diamètre transversal, où elle mesure environ 15 centimètres.

A l'auscultation : pas de frottement ; bruits du cœur superficiels ; vers la pointe, comme vers la base, on entend une succession de deux bruits réguliers, d'une vitesse à peine différente de la normale (76 à 84 pulsations par minute.) (Pan — pan — pan — pan — etc.)

Pouls très petit, à peine sensible.

Par la ponction thoracique on retire 2 litres de sérosité pleurétique ; la dyspnée s'amende, la cyanose diminue, mais le rythme à deux temps sans tachycardie persiste, le pouls seul a remonté. Le malade sort, pour rentrer peu après dans le même état. Le changement de service me l'a fait alors perdre de vue.

Le diagnostic porté avait été : pleurésie gauche, symphyse cardiaque de la face postérieure (?), médiastinite.

Autour de l'embryocardie se groupent toute une série de rythmes qui n'en diffèrent que par quelques degrés de moins dans le raccourcissement du grand silence.

L'embryocardie ne représente qu'un point précis de cet enchaînement de modifications, toutes d'une grande utilité pour éveiller l'attention du clinicien sur le cœur et l'emporte en netteté sur toutes les autres par son rythme spécial, se produisant juste au moment où les différents temps de la révolution cardiaque se nivellent. Il peut arriver en effet que le phénomène ne se complète pas; le rythme à deux temps n'est qu'ébauché ; il n'y a que tendance à l'embryocardie et non embryocardie confirmée. Ce qui n'empêche de pouvoir affirmer que le cœur est en état de souffrance. Cette esquisse du syndrome, cette *embryocardie incomplète*, donne des tracés dans le genre de celui de la figure 18, où l'on voit que, tout en tenant compte de la tachycardie, la durée du grand silence se trouve considérablement

7

amoindrie, mais que cependant elle représente encore
un espace de temps plus grand que le petit silence
ou chacun des deux autres temps.

Mécanisme. — Le rythme fœtal des bruits du cœur
apparaît simultanément avec deux conditions, 1° l'a-
baissement de la pression artérielle, 2° la dilatation

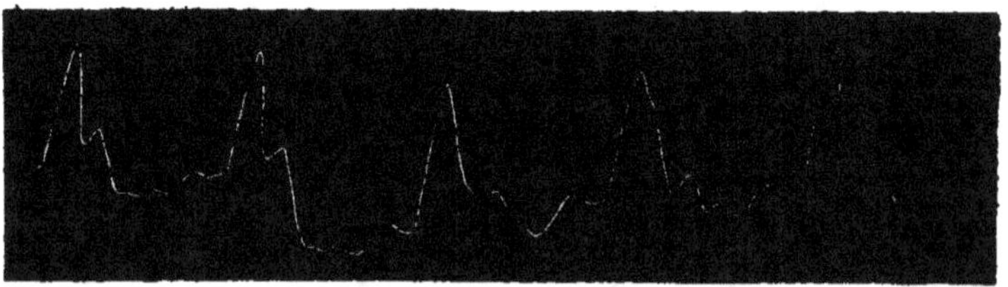

Fig. 17. — Embryocardie incomplète.

du cœur par manque de résistance des parois, inhérente à la profonde débilité cardiaque.

L'abaissement de la pression artérielle aboutit,
d'après la loi de Marey, à l'augmentation du nombre
des pulsations cardiaques, à la tachycardie, phénomène secondaire, effet et non cause.

S'il n'y avait que cette hypotension, la tachycardie
serait créée, mais non le rythme fœtal. Pour provoquer ce dernier il faut une autre condition, la flaccidité par relâchement du myocarde qui se laisse
dilater.

On comprend que dans les conditions le cœur
forcé de se contracter plus souvent ne puisse suffire
à sa tâche, qu'au lieu de se dépêcher dans sa secousse
musculaire, sa systole soit traînante et occupe relativement plus de place qu'elle ne devrait dans la durée

d'une révolution cardiaque. Comme il ne peut aller assez vite, il prend sur son repos.

Pathogénie. — L'hypotension artérielle pourrait résulter de la paralysie, de l'inhibition du pneumogastrique ou de l'excitation du sympathique, accompagner l'embryocardie et sembler nécessaire à sa production ; mais il faut qu'il s'y ajoute quelque chose. La tachycardie n'en est que le résultat immédiat, par suite de la loi de Marey. En effet, la section du pneumogastrique n'amène chez les animaux soumis à cette expérience que de la tachycardie, mais nullement de l'embryocardie. Il faut, pour arriver à ce résultat, joindre l'injection d'un poison, comme l'atropine par exemple.

Du reste, comme le font remarquer MM. G. Arthaud et L. Butte[1], la vagotomie même n'amène pas fatalement l'accélération des battements cardiaques. C'est ainsi qu'on ne l'obtient pas chez le chien si l'on pratique la respiration artificielle, parce que le sang n'est plus chargé d'un excès d'acide carbonique.

Ce fait expérimental nous permet d'avancer une hypothèse et de supposer que la fibre cardiaque est modifiée dans sa nutrition soit parce qu'elle est insuffisamment ou mal nourrie (hémorrhagie, cachexie), soit parce qu'elle reçoit du sang des substances toxiques (maladies infectieuses, urémie).

Physiologiquement c'est à la fibre cardiaque qu'est dû le rythme des 4 temps cardiaques ; le cœur bat

---

1. G. Arthaud et L. Butte. *Du nerf pneumogastrique* (physiologie normale et pathologique), diabète, albuminuries névropathiques (asthme-névropathie cérébro-cardiaque, etc.), 1892, p. 37.

rythmiquement bien avant qu'on puisse y découvrir d'éléments nerveux, propriété commune à toute fibre musculaire, comme le prouvent les mouvements rythmés des artères de l'oreille du lapin[1]. Pathologiquement, on comprend que cette même fibre anoxémiée ou intoxiquée modifie son mode de contraction. Les lésions histologiques sont en effet souvent insuffisantes pour expliquer les phénomènes morbides, si l'on n'admet pas une intoxication. Dans bien des cas le myocarde, quoique mou et pâle à l'œil nu, ne dénote au microscope que des altérations insignifiantes.

Dans quelques observations le processus pathologique s'est porté sur les artères coronaires, dont les parois sont altérées. Tels étaient les faits rapportés récemment par M. Merklen[2] à propos de sujets atteints de grippe.

Certes, chez le fœtus le rythme à deux temps est chose normal; certes, chez les petits animaux il y a de la tachycardie, parfois une embryocardie plus ou moins complète, mais ce qui constitue une particularité digne de remarque, c'est que l'homme adulte nous offre ce même rythme dans des circonstances particulières, qui ne sont pas purement et simplement le résultat de l'accroissement du nombre des pulsations et que le cœur de l'homme adulte batte comme celui du fœtus, ou celui des petits animaux.

Dans certaines affections la présence de toxines ne fait aucun doute, comme dans la fièvre typhoïde,

---

1. VULPIAN. *Système vaso-moteur*, Paris 1875.
2. MERKLEN. Société de médecine. (*Bulletin médical*, mai 1892.)

mais même dans certains états, qui donnent parfois lieu à l'embryocardie vraie, on a démontré l'existence, de ptomaïnes, comme MM. E. Boinet et Silbert[1] l'ont fait voir pour le goitre exophtalmique.

Lorsqu'une infection aiguë ne semble pas en jeu, le rôle des toxines semblerait moins facile à invoquer ; il ne faut cependant pas oublier la possibilité d'auto-intoxication. Quoi qu'il en soit de ces hypothèses, M. Grasset[2] croit mieux expliquer tous les faits d'une autre façon. Voici sa manière de les comprendre :

« Quel est physiologiquement le fait essentiel du rythme fœtal? C'est le retard du deuxième bruit. Au fond, les contractions cardiaques se succèdent régulièrement. Mais ce qui prolonge le petit silence, ce qui en fait l'égal du deuxième silence, c'est le retard du deuxième bruit. Or, le deuxième bruit n'est pour ainsi dire pas cardiaque. Il est dû au claquement de valvules artérielles. De quoi dépend ce claquement ? Bien peu du cœur, surtout des vaisseaux, du reflux du sang dans le sens centripète. Et quel est l'agent du reflux du sang? C'est l'élasticité artérielle. Donc, ce retard du deuxième bruit voudrait dire diminution dans l'élasticité artérielle. J'avoue que cette explication me paraît supérieure à celle de Huchard. »

« Dans l'embryocardie complète que se passe-t-il? Il y a à la fois tachycardie et rythme fœtal; la

1. E. Boinet et Silbert. Des ptomaïnes urinaires dans le goitre exophtalmique. (*Revue de médecine*, 1892.)
2. Grasset. *Ibid.*, p. 101-102.

tachycardie, c'est le cœur; le rythme fœtal, ce sont les artères. Tachycardie et rythme fœtal sont donc tous les deux signes d'hypotension. Mais il y a deux éléments de tension : le cœur et les vaisseaux.

« Dans l'hypertension la force du premier bruit et la rareté des contractions correspondent à l'élément cœur. Le rapprochement et l'intensité du deuxième bruit correspondent à l'élément artères. »

« De même dans l'hypotension, la faiblesse du premier bruit et la tachycardie correspondent à l'élément cœur; la faiblesse et le retard du deuxième bruit à l'élément artères.

« Donc le rythme fœtal n'est pas un rythme anormal du cœur. L'anomalie d'un rythme cardiaque ne se juge qu'au premier temps, puisque le deuxième est artériel.

« Donc, dans la fièvre typhoïde, nous voyons se produire l'embryocardie; le cœur commence d'abord à lâcher, il y a une diminution du premier bruit, de la tachycardie, les artères elles-mêmes lâchent ensuite, le deuxième bruit s'affaiblit et s'écarte assez du premier pour arriver à produire le rythme fœtal.

« Mais on conçoit d'autres cas bien moins graves où les vaisseaux lâchent sans que le cœur faiblisse; il se produit une paralysie vaso-motrice ou une diminution d'élasticité, d'où rythme fœtal sans tachycardie. »

Cette nouvelle théorie, par ce fait qu'elle dissocie les phénomènes, rapprochés jusqu'ici, précise le mécanisme par lequel se produit l'embryocardie. Dans la première, on admettait une influence générale du sang intoxiqué ou anoxémié, sur tout le système circulatoire. M. Grasset fait la part qui revient au cœur et celle qu'il faut attribuer aux artères.

Il pense que dans l'embryocardie dissociée, l'asthénie artérielle est seule en jeu, que l'infection, et partant l'intoxication consécutive, n'a rien à faire dans la pathogénie des phénomènes. Si l'on ne peut invoquer l'infection chez son astério-scléreux, l'auto-intoxication ne peut se nier, comme le prouve la rétention des déchets dans le sang des cardiopathes, car chez eux, comme M. Huchard, puis son élève Tournier l'ont démontré, la toxicité urinaire baisse[1] par insuffisance rénale et hépatique.

Je pense qu'il faut conserver en tête de la pathogénie la modification de la crase sanguine, intoxication par infection, auto-intoxication ou anoxémie, comme cause générale, d'autant que le second bruit n'est pas aussi indépendant du cœur, puisqu'il résulterait de l'aspiration ventriculaire.

Valeur séméiologique. — L'embryocardie peut se rencontrer dans la période ultime des affections cardiaques chroniques, surtout dans les cardiopathies artérielles, l'artério-sclérose, la sclérose des coronaires, l'angine de poitrine[2].

Elle peut être l'indice d'une dégénérescence cardiaque, par excellence d'une myocardite, la plupart du temps secondaire à un état infectieux, comme le

---

1. H. HUCHARD (*loc. cit.*). — E. TOURNIER. La dyspnée cardiaque. *Thèse*, Paris 1892, p. 86 et suivantes.

2. H. HUCHARD. *Traité clinique des maladies du cœur et des vaisseaux*, p. 529.

typhus, la fièvre typhoïde, la scarlatine, la variole, la septicémie, la pyohémie, l'impaludisme, la diphtérie, la méningite tuberculeuse, la phtisie pulmonaire (H. Huchard), l'hépatite tuberculeuse (Hutinel[1]), la grippe (Huchard, Merklen).

On l'a observé à la période ultime du goitre exophtalmique et dans la phase asystolique de cette maladie récemment décrite (*Huchard, Debove et Boulay*) sous le nom de tachycardie paroxystique essentielle.

On la constate dans certaines intoxications, comme celle par l'hydrate de chloral, l'atropine, la nicotine.

Dans les cardiopathies artérielles, ainsi appelées parce qu'elles ont le cœur pour siège et les artères pour origine, le rythme à deux temps, tantôt n'apparaît que momentanément, un ou deux jours, ou seulement pendant une série de révolutions cardiaques. L'embryocardie n'est que transitoire et souvent même incomplète. Il en est de même dans l'angine de poitrine et dans les grandes hémorragies, comme après l'accouchement ou dans les épanchements sanguins abondants; tantôt le caractère fœtal des bruits du cœur s'installe définitivement.

Dans la fièvre typhoïde, qui se distingue des autres pyrexies par une lenteur relative du cœur, l'apparition de l'embryocardie s'annonce par une plus grande fréquence des battements.

Cette tachycardie précède en général les modifications qui peuvent survenir dans le rythme du cœur et l'embryocardie en particulier. L'apparition

1. *Bulletin médical*, janvier 1890.

du rythme à deux temps indique l'action des toxines sur l'organe central de la circulation.

Dans les autres maladies infectieuses dans lesquelles le pouls peut déjà être fréquent, l'apparition de l'embryocardie ne s'annonce par rien. Il faudra cependant lui attacher la même valeur que précédemment.

Pronostic. — Complète et permanente, l'embryocardie dicte un pronostic très sévère.

Incomplète ou transitoire, elle indique l'atteinte du myocarde, mais non l'impossibilité du retour à la santé.

Parfois il arrive que, dans le cours d'une pyrexie d'intensité moyenne, le rythme à deux temps s'établisse. Cette apparition doit faire présager une issue fatale, quand bien même ce serait le seul symptôme grave qu'on puisse observer. C'est un point sur lequel a surtout insisté M. Huchard.

L'embryocardie dissociée (Grasset) n'implique pas le pronostic sombre de l'embryocardie tachycardique, même lorsque le symptôme est permanent. Il indique que le système artériel a lâché, mais que le cœur résiste encore suffisamment.

Traitement. — L'embryocardie traduit le plus souvent l'influence d'une infection sur le cœur; il faut commencer dans le traitement par remplir les indications créées par l'état général : soutenir l'organisme, modifier les substances extractives ou autres matières toxiques contenues en excès dans le sang et les éliminer, et comme corollaire éviter d'en introduire par ingestion, par conséquent, régime lacté exclusif, suppression des potages gras, de la viande.

Pour remonter l'organisme nous possédons l'alcool, à la fois stimulant diffusible, diurétique et antipyrétique. W. Stokes traitait par le vin ses malades atteints de typhus exanthématique avec complication cardiaque.

A côté de l'alcool vient le quinquina sous la forme d'extrait mou en particulier, tonique à faible dose, par son action excitante sur le système nerveux, anti-pyrétique, il diminue l'urée et aussi les matières extractives[1].

A l'alcool et au quinquina on doit joindre le café torréfié, à cause de son principe excitant la caféone, et les injections d'éther.

Pour modifier les substances extractives et autres toxines nous n'avons guère que l'oxygène, avec lequel nous espérons brûler plus complètement les produits de combustion incomplète.

Les benzoates auraient la propriété de se combiner avec les matières extractives peu solubles et de faciliter leur élimination[2].

Pour éliminer ces substances toxiques on aura recours aux diurétiques, à commencer par les boissons, l'eau et le lait en grande quantité, puis les diurétiques proprement dits, scille, nitrate *de sodium*.

---

1. ALB. ROBIN. Traitement des fièvres et des états typhoïdes par la méthode oxydante et éliminatrice. *Archives générales de médecine*, janvier, février 1888.

2. ALB. ROBIN. *Loc. cit.*

Mais ici, avec l'explication pathogénique de l'embryocardie, on ne peut s'en tenir à la médication générale; à complication locale, il faut traitement local.

La méthode antiphlogistique doit servir à combattre les progrès de l'inflammation locale. Nous avons à notre disposition toute la série des révulsifs, depuis le sinapisme, le badigeonnage iodé, le vésicatoire, jusqu'aux cautérisations à l'ammoniaque, les pointes de feu, les applications caustiques.

Dans un autre ordre d'idées on peut employer les compresses froides ou glacées, la glace. Sans y attacher une grande importance, cette partie de la thérapeutique n'est pas complètement négligeable.

Mais la nouvelle modalité circulatoire qui coïncide avec l'embryocardie doit servir de base à une médication symptomatique.

D'une part nous avons constaté la faiblesse du cœur, de l'autre l'abaissement de la tension artérielle et l'atonie des vaisseaux ; il en résulte deux indications thérapeutiques capitales :

1° *Tonifier le cœur;*

2° *Élever la tension artérielle.*

De ces indications mêmes découlent les contre-indications : proscription absolue de tous les médicaments qui affaiblissent le cœur (ipéca, kermès, tartre stibié et les autres antimoniaux), de toutes les substances qui abaissent la tension artérielle (chloral, trinitrine, nitrites, iodures, antipyrine, vératrine, sels de potassium).

Pour relever la force du cœur, on pourrait penser

au premier abord à la digitale. Cependant, on en tire peu d'avantage, elle serait même contre-indiquée, tout au moins dans la fièvre typhoïde. M. Bernheim (de Nancy)[1] assimile le poison typhique à la digitale, qui, à faible dose, ralentit le cœur, mais l'accélère à dose toxique. On agirait donc dans le sens de la maladie; de plus, on n'agit qu'au bout de quelques jours.

Il est donc de toute nécessité de recourir aux autres substances considérées comme succédanés de la digitale, la caféine, le strophantus, la spartéine, le convallaria, l'adonis vernalis, etc.

De tous ces médicaments, un surtout se recommande aux cliniciens, c'est la caféine.

A la dose de 75 centigrammes à 1 gramme, jusqu'à 2 grammes au besoin dans les vingt-quatre heures, la caféine donne dans les cas d'affaiblissement cardiaque des résultats dignes de considération. Les battements du cœur sont régularisés, ralentis et renforcés, la pression artérielle s'élève.

La caféine s'absorbe vite et s'élimine de même sans s'accumuler comme la digitale. La diurèse qu'elle amène peut quelquefois être considérable. On en obtient les meilleurs résultats surtout si l'on emploie les injections sous-cutanées, à la suite desquelles l'amélioration est prompte à se faire sentir. On ne saurait trop recommander la méthode des injections sous-cutanées, particulièrement dans la

1. BERNHEIM. Forme cardiaque de la fièvre typhoïde. (*Association française pour l'avancement des sciences. Congrès de La Rochelle*, 1882.)

fièvre typhoïde, où l'absorption intestinale est sujette à bien des aléas.

Associée au benzoate ou au salicylate de soude, qui forment avec la caféine un sel double (Tanret), on peut en injecter 25 à 29 centigrammes par centimètre cube avec les formules rationnelles suivantes, données par M. Ch. E. Quinquaud[1] :

        Caféine.. . . . .   5 gr.
        Salicylate de soude.   5
        Eau. . . . . . . q. s. pour faire 17 c. c.
    dont on peut injecter de 6 à 20 seringues par jour.

        Caféine . . . .   4 gr.
        Benzoate de soude.   7
        Eau. . . . . . . q. s. pour faire 16 c. c.

Faire les solutions à chaud.

M. Huchard, qui a, dès 1882, songé à utiliser la caféine en injections hypodermiques et qui en a démontré tous les bons effets, a recours aux formules suivantes, qui permettent d'injecter 30 à 40 centigrammes de caféine par centimètre cube :

        Caféine. . . . .   4 gr.
        Salicylate de soude.   5
        Eau 10

        Caféine.   2   5
        Benzoate de soude.   5
        Eau . . . .

Faire la solution à chaud.

1. *Médecine scientifique* 1893, n° 1, p. 15.

La caféine peut être avantageusement associée au phosphate de soude :

Caféine.	5 grammes.
Benzoate de soude.	5 —
Phosphate de soude.	10 —
Eau stérilisée.	100 —

Injecter 5 grammes à la fois. Chaque injection renferme 50 centigrammes de phosphate de soude et 25 centigrammes de caféine. Masser au point de l'injection pour éviter les nodosités.

A côté de la caféine, nous ferons une mention du strophantus ou inée et des autres succédanés de la digitale, spartéine, convallaria, etc.

Mais nous avons vu qu'à côté de la faiblesse cardiaque, qu'à côté du manque d'énergie centrale, il y avait aussi la faiblesse des vaisseaux, l'atonie périphérique. Quand on a pensé au cœur, il faut penser aussi aux vaisseaux. Les médicaments cardiaques ne se limitent pas à cet organe, la plupart agissent de même sur les vaisseanx, mais cette action a besoin d'un renfort puissant, et nous le trouverons dans une substance excito-motrice de premier ordre, l'*ergot de seigle*, qui s'adresse surtout aux fibres lisses, et, en ce qui nous concerne, aux fibres lisses des vaisseaux.

On obtient une vaso-constriction si énergique qu'elle peut aller jusqu'à la gangrène avec les fortes doses.

Avec 1 à 2 grammes d'ergotine de Bonjean ou d'Yvon, de 1 à 2 milligrammes d'ergotinine de Tanret en injections sous-cutanées, on remonte presque par enchantement la pression artérielle; le cœur ralentit ses mouvements, la diurèse s'établit. MM. H. Huchard, Bernheim (de Nancy), E. Demange, A. Steffen (Stettin)[1] ont vanté les bienfaits de cette médication. Elle n'est du reste pas nouvelle, car Duboué, de Pau[2], frappé par l'état d'affaiblissement du système circulatoire, avait institué le traitement systématique de la fièvre typhoïde par l'ergot de seigle.

L'embryocardie traduit en somme l'imminence du collapsus cardiaque.

Contre cet état qui coïncide avec l'embryocardie, M. H. Huchard recommande les injections d'huile camphrée, qu'on peut prescrire de la façon suivante :

Huile d'olive pure et stérilisée. . . . . 100 gr.
Camphre raffiné . . . . 10 à 25 gr.

Faire l'injection sous la peau dans le tissu cellulaire, ou mieux dans les muscles, d'une à quatre seringues de Pravaz par jour, selon les cas.

Dans le même but, on pourra utiliser la strychnine, dont l'effet vaso-contricteur relève la pression artérielle.

Sulfate de strychnine. . . . . 10 cent.
Eau distillée . . . . 10 gr.

Deux à quatre seringues de Pravaz par jour.

---

1. Klinik der Kinderkrankeiten, B. III, *Krankeiten des Herzens.* Berlin 1889. Aug. Hirschwald, p. 419.
2. *Physiologie pathologique de la fièvre typhoïde,* 1878.

En résumé, chez un malade chez lequel on constate de l'embryocardie on doit, outre le traitement général, s'adresser 1° au cœur pour le tonifier, au moyen de la caféine, par exemple; 2° aux vaisseaux pour les faire contracter et relever la pression artérielle, par l'ergotine, etc.

Raccourcissement du petit silence.

Sans rythme spécial.

Diverses circonstances peuvent raccourcir le petit silence. Mais il est rare que les bruits restent purs, tel est le cas dans le rétrécissement aortique (Huchard).

Rythme de déclenchement.

Parmi les modifications pathologiques apportées dans la durée respective des différentes phases de la révolution cardiaque, M. S. Perret a décrit, dans ces derniers temps[1], un rythme spécial, dans lequel le petit silence est extrêmement réduit, et qu'il a baptisé *rythme de déclenchement*.

Étude clinique. — Dans ces conditions, l'auscultation du cœur permet d'entendre les deux bruits, le premier et le second, nets, ni transformés en souffle, ni accompagnés de dédoublement, toujours bien frappés, sauf dans un cas de péricardite tuber-

1. S. PERRET. Du rythme de déclenchement chez les enfants. (*Société de médecine de Lyon*, 11 juillet 1892 et *Lyon médical*, 14 août 1892, n° 33, p. 529.)

culeuse, mais si rapprochés l'un de l'autre, si peu séparés par un petit silence, qu'ils semblent parfois empiéter l'un sur l'autre. Ce changement dans la relativité chronologique des deux bruits du cœur qui efface le petit silence, laisse par contre au grand silence toute sa valeur respective.

Le phénomène donne à l'oreille la sensation d'une double détente, dont les deux déclenchements composants se succèdent avec une extrême rapidité et une grande brusquerie.

En même temps que ce rythme de déclenchement et liés à lui s'observent quelques autres symptômes. C'est d'abord une tachycardie assez prononcée; on peut compter 140 pulsations au moins, et ordinairement, 168, 170, 180 et même 220 chez l'enfant. Mais cette accélération extrême des battements cardiaques n'entraîne jamais aucune irrégularité dans le rythme des pulsations.

Ce cœur et ce pouls accélérés et réguliers présentent en outre une certaine faiblesse.

L'accélération de la respiration, de 32 à 64 par minute, dépendait plutôt des lésions pulmonaires ou méningées.

Mécanisme. — M. S. Perret, d'accord avec M. Arloing, explique le rythme de déclenchement de la façon suivante : le phénomène se caractérise surtout, tachycardie mise de côté, au point de vue de la succession des différents temps de la révolution cardiaque, par une systole qui paraît brève et écourtée, puisque le second bruit succède immédiatement au premier.

La paralysie du pneumo-gastrique seule ou son inhibition ne peut rendre compte de cette variété de rythme ; la section de ce nerf raccourcit bien un peu relativement et absolument le grand silence, mais ne touche pas au reste du temps. Une action excitatrice des ganglions intracardiaques du sympathique peut seule arriver à ce résultat.

Pathogénie. — Quant à la pathogénie complète, cet auteur admet qu'on doit attribuer l'excitation du sympathique aux toxines diverses charriées dans le sang au cours des maladies infectieuses, sans qu'il soit possible d'entrer plus avant dans le mode d'action de ces substances, insuffisamment isolées et définies.

Pronostic. — Le rythme de déclenchement représente un symptôme grave, qui traduit la faiblesse du cœur.

Valeur séméiologique. — Les sept cas publiés dans le mémoire de M. Perret se rapportent tous à des enfants et à des enfants tuberculeux. La tuberculose a évolué chez eux sous forme de tuberculose pulmonaire, soit vulgaire, soit pneumonique, ou sous forme de méningite tuberculeuse.

L'auteur n'a pas l'intention de conclure que cette variété de rythme appartient en propre et aux enfants et à la tuberculose ; du reste une petite fille atteinte de broncho-pneumonie dans la période d'invasion de rougeole, était seulement soupçonnée de tuberculose et n'a pas été nécropsiée, ce qui ferait au moins un cas dans lequel la tuberculose pourrait être discutée, comme cause efficiente du phénomène.

A moins qu'on ne vienne démontrer que le rythme de déclenchement se manifeste sous l'influence spéciale d'une des substances alcaloïdiques ou autres qu'on a pu chimiquement reconnaître dans les produits tuberculeux, on est forcé jusqu'à nouvel ordre de se tenir dans un certain vague pour en donner la solution pathogénique exacte. Les expériences récentes de M. H. Roger [1] nous font prévoir la possibilité de dissociation que posséderaient certains toxiques dans leur action sur le cœur.

Traitement. — L'indication symptomatique donnée par le rythme de déclenchement est celle d'une atteinte profonde de l'organisme et du cœur en particulier. La médication se calquera sur celle des états graves.

RYTHMES AVEC CHANGEMENT DANS LE NOMBRE DES BRUITS.

Rythmes à trois bruits.

A. Bruits surajoutés. — B. Dédoublements.

La cadence cardiaque peut être altérée par la présence d'un bruit de plus qu'à l'état normal. Au lieu de comprendre deux silences et deux bruits, le rythme cardiaque se compose de trois bruits, de deux silences, dont l'un quelquefois séparé en deux.

Lorsque le bruit supplémentaire s'accole immédia-

1. H. ROGER. Action sur le cœur des produits microbiens. (*Société de biologie*, 18 février 1893.)

tement à l'un des deux bruits habituels, le silence qui le suit en est diminué d'autant, mais il n'est pas divisé, entre les deux perceptions sonores il n'y a place pour aucun intervalle; dans ce cas, on dit qu'il y a *dédoublement* du premier ou du second bruit, selon que celui-ci ou celui-là se répète deux fois à la suite. En général, chacune des deux parties du dédoublement ressemble à l'autre, comme force, intensité, durée, timbre. C'est le même bruit en deux à-coups.

Mais il arrive aussi que le phénomène sonore supplémentaire s'intercalle entre les deux bruits normaux, soit après le premier, soit après le second et coupe ainsi, soit le petit, soit le grand silence en deux parties plus ou moins inégales. Ce bruit supplémentaire possède une individualité propre; il ne se confond avec aucun des deux bruits qui l'encadrent ni par le timbre, ni par la durée, ni par la force ou l'intensité. Ce n'est pas la répétition d'un ton normal, c'est un ton nouveau, un *bruit surajouté*.

A. — BRUITS SURAJOUTÉS.

Bruits de galop.

En dehors du dédoublement du second temps, avec son bruit dit de rappel, une des modifications les plus importantes du rythme des bruits du cœur par adjonction d'un temps sonore surajouté est représenté par le bruit de galop.

Quelque rapport que semblent avoir les dédoublements et les galops, il ne faut pas les assimiler les uns aux autres. Ce sont des phénomènes d'un ordre tout différent.

L'oreille suffirait déjà à les séparer, si leur mécanisme et les circonstances dans lesquelles on les constate ne variaient pas suffisamment.

Comme le font remarquer les auteurs, il ne faut pas confondre les bruits de galop et les dédoublements. Ceux-ci seuls dépendent vraisemblablement du défaut de synchronisme entre les valvules sigmoïdes aortiques et les pulmonaires, tandis que les premiers ressortissent à des conditions spéciales qui leur donnent un cachet particulier.

Dans le dédoublement du second bruit, par exemple, les deux bruits se suivent rapidement l'un l'autre, avec timbre clair propre au second ton et aire de perception à la base ; le bruit de galop est un rythme de la pointe, mais on peut ajouter qu'il ne s'entend en général que d'un seul côté, ce qui tout de suite montre son indépendance avec les valvules, car il faudrait admettre que la même valvule claquât deux fois de suite.

Aperçu historique.

Le bruit de galop est une acquisition relativement récente de la séméiologie cardiaque, puisque son étude date seulement du mémoire de M. Potain, paru en 1875. *Bouillaud* le connaissait déjà et le « faisait entendre jadis, en lui appliquant ce nom de bruit de galop ». C'est donc à tort que Frœntzel, dans son mémoire sur le rythme de galop[1] et dans son récent traité, dénie à Bouillaud la connaissance de ce rythme et reproche aux auteurs français de le confondre avec le bruit de rappel que notre compatriote aurait seul décrit. L'auteur allemand avoue, en note, qu'il n'a pu lire la publication même de M. Potain et qu'il ne la connaît que par des comptes rendus. S'il ne s'était pas servi que de livres de seconde main, il aurait vu que M. Potain consacre une page entière[2] à faire la distinction du bruit de rappel, par dédoublement du second bruit (dactyle), avec le bruit de galop (anapeste) par bruit diastolique surajouté, et qu'il témoigne que Bouillaud non seulement avait connu, mais aussi dénommé le phénomène. Bouillaud indiquait même son existence dans certains cas de dilatations cardiaques non liées à des lésions orificielles.

Dès 1858, *Traube* l'aurait déjà décrit sans le dénommer et sans y insister, sauf dans une communication où il le désigne sous le titre de double ton diastolique et fait la distinction de ce double ton diastolique et du dédoublement du second ton.

Aux notions vagues sur la valeur séméiologique du bruit de galop, le premier mémoire de M. *Potain* est venu substituer la notion précise du rapport de ce rythme anormal des bruits du cœur avec la néphrite interstitielle, restée universellement adoptée, malgré les modifications successives de l'opinion

---

1. Osc. Frentzel. Ueber Galopprhythmus am Herzen. (*Zeitschrift für klinische Medicin*, 1881, Bd III.);
2. *Union médicale*, 1875, II, p. 708.

qu'on s'est faite de la néphrite interstitielle. Si l'accord règne parmi les pathologistes sur la valeur du bruit de galop dans le diagnostic de la sclérose rénale, son mécanisme et son explication pathogénique trouvent moins d'unisson et diverses théories sont mises en avant.

Une voie nouvelle est ouverte par les recherches anatomo-pathologiques de MM. *Debove et Letulle,* qui montre que l'hypertrophie cardiaque ne provient pas d'une augmentation pure et simple du myocarde, mais d'un processus d'hyperplasie conjonctive, c'est-à-dire de la généralisation de la sclérose, à la fois rénale et cardiaque. Ces constatations jettent une vive lumière sur le phénomène qui, de retentissement du rein sur le cœur, devient symptôme cardiaque proprement dit, correspondant à un état anatomique donné de l'organe.

Le trouble fonctionnel manifesté par le bruit de galop va donc pouvoir se rencontrer aussi, quoique le plus souvent avec la sclérose rénale, avec un assez grand nombre de maladies qui touchent le cœur, soit anatomiquement, soit dynamiquement.

Peu de temps s'était écoulé depuis son premier travail que M. Potain[1] complétait son œuvre et montrait bientôt que le rythme de galop qu'il a décrit du côté gauche peut n'avoir pour lieu de production que le cœur droit, démonstration détaillée que M. Barié se charge de nous fournir dans deux publications successives[2].

1. Potain. *Association pour l'avancement des sciences,* 1878.
2. Barié. 1° Sur la pathogénie du bruit de galop. (*Société anato-*

On voit que petit à petit le champ du bruit de galop s'est élargi ; du domaine de la pathologie rénale il passe dans celui de la pathologie cardiaque, pour arriver dans celui de la pathologie générale.

BIBLIOGRAPHIE DES BRUITS DE GALOP.

POTAIN. — Du rythme cardiaque appelé bruit de galop et de sa valeur séméiologique. (*Bulletin Soc. méd. des hôp.*, 1875, 23 juillet, p. 137 ; et *Union méd.*, 1875, n° 33 ; 1876, n° 39 ; *Association française pour l'avancement des sc. Congrès de Grenoble*, 1886.)

EXCHAQUET. — D'un phénomène stéthoscopique propre à certaines formes d'hypertrophie simple du cœur. (*Thèse doct.*, Paris, 1875.)

RENDU. — Des néphrites chroniques. (*Thèse d'agrég.*, 1878.)

SENATOR. — Ueber die Beziehungen der Herzhypertrophie zu Nierenleiden. (*Virchow's Archiv*, Bd. LXXIII, p. 313.)

LEWINSKY. — Ueber Zusammenhang zwischen Nierenchrimpfung und Herzhypertrophie (*Zeits. für kl. Med.*, Bd. I, 1880, p. 561.)

mique, 26 décembre 1879. *Progrès médical*, 1880, p. 595.) — 2° Recherches cliniques sur les accidents cardio-pulmonaires consécutifs aux troubles gastro-hépatiques. (*Revue de médecine*, 1883.)

Debove-Letulle. — Recherches anatomiques et clinique sur l'hypertrophie cardiaque de la néphrite interstitielle. (*Arch. gén. de méd.*, mars 1880.)

Kelsch et Kiener. — *Soc. biol.*, 1880.

A. Brault. — Contribution à l'étude des néphrites. (*Thèse doct.*, 1881.)

Sibson. — Influence of Bright's disease on the heart and arteries. (*The Lancet*, 1874, t. I, p. 437 et 505.)

E. Barié. — Sur la pathogénie du bruit de galop. (Société anatomique, 26 décembre 1879). Recherches cliniques sur les accidents cardio-pulmonaires consécutifs aux troubles gastro-hépatiques (*Revue de médecine*, janvier 1883); Bruits de souffles et bruits de galop (1893, Rueff et Cie).

Fr. Jouanno. — Essai sur les conditions pathogéniques du dédoublement des bruits du cœur. (*Thèse*, Paris 1875.)

G. Johnton. — A clinical lecture on triple precardiac friction sound and on reduplication of the first sound of the heart. (*Lancet*, 1876, May 13) et *British med. J.*, 23 décembre 1876.)

Gustav Lagus. — Ueber die Broncekrankeit. (*Inaugural diss.* Berlin, 1876.)

O. Fræntzel. — Ueber Galopprhythmus am Herzen. (*Zeitsch. f. kl. Med.*, 3 Bd., 1881, p. 491.)

Teissier. — Sur un rythme cardiaque à trois temps avec albuminurie dans la fièvre typhoïde (autre que le bruit de galop) (*Assoc. franç. pour l'avanc. des sc.*, 1881.)

D'Espine. — *Revue de médecine*, 1882.

Cuffer et L. Guinon. — Modalités du bruit de galop. (*Revue de médecine*, juillet 1886, p. 161.)

Cuffer et Barbillion. — Nouvelles recherches sur le bruit de galop cardiaque. (*Archives générales de médecine*, février, mars 1887, p. 129, 301).

H. Huchard. — Traité clinique des maladies du cœur et des vaisseaux (2e édition, 1893).

Étude clinique du bruit de galop.

De toutes les descriptions du bruit de galop, il n'en existe aucune aussi précise et aussi nette que celle qu'en a donnée M. Potain; aussi, plutôt que de la pasticher, vaut-il mieux la transcrire telle quelle. Elle renferme, en substance, tous les faits importants à connaître. La voici :

« ...On y distingue trois bruits, à savoir : les deux bruits normaux du cœur et un bruit surajouté. Les deux bruits normaux conservent, le plus souvent, leurs caractères habituels, sans modification aucune. Le premier, en particulier, se maintient dans ses rapports ordinaires avec le choc de la pointe et avec le pouls artériel. Quant au bruit anormal, il se place immédiatement avant lui, le précédant, d'un temps quelquefois assez court; toujours notablement plus long, cependant, que celui qui sépare les deux parties d'un bruit dédoublé; en général et presque toujours notablement plus court que le petit silence. Ce bruit est sourd, beaucoup plus que le bruit normal. C'est un choc, un soulèvement sensible; c'est *à peine un bruit*. Quand on a l'oreille appliquée sur la poitrine, il en affecte la sensibilité tactile, plus peut-être que le sens auditif. Et si l'on essaye de l'entendre avec un stéthoscope flexible, peu s'en faut, presque toujours, qu'il ne disparaisse entièrement. Le point où on le perçoit le mieux est un peu au-dessus de la pointe du cœur, en tirant vers la droite. Mais on le peut quelquefois distinguer dans toute l'étendue de la région précordiale.

« Avec ce bruit coïncide habituellement un soulèvement sensible à la main, et qui peut être même, comme vous le verrez bientôt, nettement indiqué par les instruments enregistreurs. Ce soulèvement se fait sentir surtout vers le milieu de la région précordiale et un peu au-dessous; mais il est vague, étalé, et ne ressemble en rien à l'impulsion nette et bien détachée de la pointe qui accompagne ordinairement le premier bruit.

« Ajouté aux deux bruits normaux, ce bruit complète la mesure à trois temps du cœur. Il produit ainsi un rythme à trois bruits inégalement martelés, et parfois inégalement distants ; rythme que l'oreille saisit avec une extrême facilité, pourvu qu'elle l'ait une fois distinctement perçu. C'est le bruit de galop.

« En même temps que ce rythme anormal, on constate presque toujours les signes d'une hypertrophie générale du cœur, sans lésion d'orifice.

Quant à la coïncidence de souffles, elle est relativement exceptionnelle.

« Le bruit de galop se distingue, comme vous voyez, du dédoublement du premier bruit, par trois caractères : 1° le bruit surajouté diffère absolument, par sa nature et son timbre, du bruit normal qu'il précède ; 2° l'écart entre eux est toujours assez notable et bien supérieur, même quand il est le moindre, à celui qui sépare les deux parties d'un bruit dédoublé, lequel est formé toujours de deux bruits semblables accouplés et se succédant immédiatement ; 3° la partie anormale de ce bruit, par laquelle le rythme commence, précède toujours le choc de la pointe d'une façon appréciable, coïncidant d'ailleurs avec un soulèvement distinct et indépendant de ce choc, tandis que le bruit dédoublé se fait toujours entendre au moment même où la pointe du cœur vient soulever la paroi thoracique. »

Le bruit de galop commence par n'être qu'une sensation tactile qui précède la systole, et ne peut donner à la main ou à l'oreille que la perception d'un double choc. A l'état de repos et de calme, le phénomène ne va pas parfois au delà ; mais si le malade se livre à quelque effort, s'il marche un peu rapidement, M. Huchard a démontré que la sensation auditive s'ajoute à la sensation tactile[1]. Cette manière de provoquer l'apparition du bruit de galop vient puissamment en aide au diagnostic, puisqu'il

---

1. H. Huchard. Maladies du cœur et des vaisseaux, leçons de thérapeutique et de clinique médicales de l'hôpital Bichat, 1889, p. 230-231.

rend évident un signe qui, jusque-là n'était que virtuel et pouvait, par ce fait, passer inaperçu. Ce point clinique n'est pas sans valeur.

La place variable occupée par le bruit diastolique surajouté rend parfois malaisée la question de savoir si l'on a ou non affaire à un bruit de galop. La solution du problème ne manque pas, dans certains cas de difficulté ; pour la résoudre, M. Potain vient de nous indiquer deux caractères principaux qui nous seront d'un grand secours. On peut en ajouter un troisième, que les auteurs n'ont pas implicitement donné jusqu'ici. Lorsqu'il s'agit d'un dédoublement, par suite du défaut de synchronisme dans la chute des valvules au niveau de deux orifices cardiaques similaires, pour que l'oreille perçoive le double bruit, il faut ausculter à la fois les deux cœurs, c'est-à-dire se placer à la pointe, si l'on se déplace trop vers la droite ou vers la gauche la duplicité du bruit dédoublé tend à disparaitre ou disparaît, lorsque l'observateur s'est assez éloigné soit à droite, soit à gauche.

Si l'on perçoit un bruit de galop au niveau de la pointe et qu'on se porte à droite ou à gauche, le rythme cessera d'exister seulement d'un côté. Par exemple, un galop très net vers le troisième ou quatrième espace intercostal gauche s'évanouira à droite au niveau de l'appendice xiphoïde ou vice-versa.

C'est même sur ce fait d'observation que se base la notion du bruit de galop gauche et du bruit de galop droit.

Bruit de galop gauche, bruit de galop droit. — Les conditions mécaniques qui aboutissent à la production du bruit de galop, peuvent aussi bien être créées du côté du cœur droit que du côté du gauche.

Dans les deux cas, c'est le même choc perçu à la main et manifesté par un soulèvement du tracé cardiographique, c'est le même bruit diastolique surajouté entendu par l'oreille, avec ses modalités, son rapprochement où son éloignement plus ou moins grand du premier bruit; mais quelques particularités distinguent ses deux sièges, comme y insiste M. Barié[1]. Tandis que le bruit de galop gauche a son maximum d'intensité dans un espace compris entre la pointe, le second espace intercostal gauche et le bord gauche du sternum, et s'accompagne d'une accentuation du second temps à droite du sternum au niveau du foyer aortique, le bruit de galop droit se manifeste avec sa plus grande netteté au niveau du bord droit du cœur, près du creux épigastrique et se caractérise en plus par une accentuation manifeste du second bruit cardiaque, à gauche du sternum, au siège d'auscultation de l'artère pulmonaire.

Avec le bruit de galop gauche coïncide un pouls dur, fort, plein, avec le droit un pouls faible, mou, dépressible.

A. — BRUIT DE GALOP GAUCHE.

Pathogénie et mécanisme du bruit de galop. — La physiologie pathologique du bruit de galop a donné lieu à des interprétations différentes, dont deux principales.

1. Barié. *Revue de médecine*, 1883.

Dans l'une et l'autre des deux théories mises en avant, les auteurs des deux camps admettent l'excès de la tension soit dans le système aortique (bruit de galop gauche), soit dans le pulmonaire (bruit de galop droit). A partir de ces prémisses cesse l'accord.

1° *Théorie du manque de synchronisme.* — Pour quelques médecins, l'inégalité de la pression dans l'un et l'autre ventricule provoquerait un trouble dans la contraction simultanée des deux cœurs, celui des deux ventricules dont la tension excéderait celle de l'autre, ferait sa systole le dernier. Cette opinion du manque de synchronisme des deux systoles ventriculaires droite et gauche est défendue en Allemagne par M. Leyden[1] ; en France, « le défaut d'isochronisme dans la contraction des ventricules gauche et droit par prédominance contractile du premier[2] », dans l'hypertrophie du ventricule gauche ou vice-versa, n'a pas de plus chaud partisan que le regretté M. Peter. Aussi le considère-t-il comme un dédoublement tantôt du second (dactyle _ ᵕ ᵕ), tantôt du premier temps[3] (anapeste ᵕ _). Cette opinion avait déjà été émise par Charcellay (Tours) dès 1838[4]. Elle a été adoptée par Barr et par Sansom[5].

1. Leyden. *Virchow's Archiv.*, XLIV, p. 365 et LXV, p. 153.
2. Michel Peter. *Traité clinique et pratique des maladies du cœur et de la crosse de l'aorte*, Paris, 1883, J.-B. Baillière, édit., p. 301-34
3. *Ibid.*, p. 311.
4. Charcelay. Mémoire sur plusieurs cas remarquables de défaut de synchronisme des battements et des bruits des ventricules du cœur. (*Archives générales de médecine*, 1838, t. III, p. 393).
5. Barr. On reduplication of the cardiac sounds. (*Medic. Times and Gazette*, 1877.) — Sansons. (*Med. Times and Gaz.*, 9 juillet 1881.)

A propos de cette manière d'envisager le bruit de galop comme un dédoublement du premier temps, M. Peter critique l'appellation même de bruit de galop, dont le type harmonique correspond au dactyle. Or, dans le rythme à trois bruits en question, l'auscultation révèle deux brèves et une longue. c'est-à-dire la cadence de l'anapeste. Bruit de rappel conviendrait mieux, si débaptiser ainsi ne jetait la confusion dans les esprits.

2° *Théorie de la brusque tension diastolique.* — La seconde théorie fournit une explication tout autre du phénomène.

A l'état normal, pendant la diastole, le sang passe de l'oreillette dans le ventricule d'abord par son propre poids, puis pour terminer la réplétion du ventricule, qui possède alors une certaine pression intérieure, l'oreillette se contracte, comme pour donner un dernier coup de piston. Cette contraction de l'oreillette, visible dans les expériences, se marque sur un tracé cardiographique par le ressaut qui précède la ligne d'ascension, mais à l'auscultation l'oreille n'est pas capable de percevoir un bruit quelconque pas plus du côté de l'oreillette que de celui du ventricule.

A l'état pathologique, quand se produit le bruit de galop, l'oreillette rencontre un ventricule à pression intérieure augmentée par suite de l'hypertension artérielle et par suite de la diminution d'extensibilité de la paroi ventriculaire, hypertrophiée, scléreuse ou dilatée. Dans ces conditions, on comprend que l'oreillette subisse le contre-coup de cette résistance, s'hypertrophie et donne un coup de piston plus énergique.

Ce serait à cette seule *contraction exagérée de l'oreillette* qu'on devrait la naissance du bruit morbide ; Johnson s'arrête à cette opinion et assigne le troisième espace intercostal soit gauche, soit droit, comme siège à la perception possible de la contraction. La thèse d'Exchaquet défend la même théorie.

Pour M. le professeur Potain et le grand nombre des auteurs français (Debove et Letulle, Barié, Cuffer), ce n'est pas à la contraction auriculaire qu'on doit rapporter le bruit diastolique surajouté, mais à la *brusque tension diastolique de la paroi ventriculaire*, moins extensible sous le choc subit et plus énergique du sang lancé par l'oreillette.

Cardiographie. — La lecture des tracés met sous les yeux la réalité du phénomène (fig. 18).

Si l'on inscrit simultanément les mouvements de la jugulaire, de la pointe du cœur et du pouls radial ou carotidien, on remarque sur les deux premiers que le léger soulèvement que donne à l'état normal la contraction de l'oreillette se transforme en un ressaut très marqué.

A l'auscultation, le bruit surajouté se perçoit au même moment où s'inscrit l'augmentation de volume présystolique du ventricule gauche.

Il y a donc juxtaposition entre l'impulsion imprimée à la paroi ventriculaire à ce moment précis et le phénomène acoustique. De là à faire dépendre ce dernier de la première il n'y a qu'un pas.

Par la méthode de l'inscription simultanée des changements de volume et des bruits, sur laquelle a insisté M. Martius, MM. Kriege et Schmall[1] ont produit des tracés confirmatifs de l'opinion de M. Potain.

Le bruit surajouté coïncide avec le moment de la

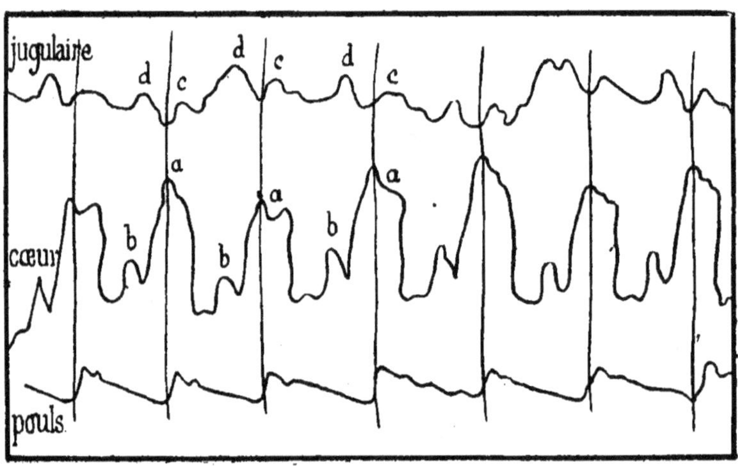

Fig. 18. — Bruit de galop diastolique.

contraction auriculaire ; pour ces derniers auteurs, le phénomène sonore ressortit à cette contraction, comme le pensait déjà Guttmann[2] ; tandis que Neukirch met le bruit diastolique sur le compte de la vibration de la valvule mitrale rétréci spasmodiquement par la contraction auriculaire.

1. Kriege et Schmall. Ueber den Galopprhythmus des Herzens. (*Zeitschrift für klinische Medicin*, Bd XVIII, 1890.)
2. P. Guttmann. *Lehrbuch der kl. Untersungsmethoden*. Berlin 1889, p. 264.

Nous voyons donc que jusqu'ici l'accord ne règne pas précisément parmi les médecins, qui ont étudié la question, au sujet de la cause principale du bruit surajouté, et que des explications bien différentes ont été proposées.

Variétés du bruit de galop. — A côté du rythme de galop décrit ci-dessus, dans lequel le bruit diastolique surajouté précède d'un temps assez court le premier bruit, on peut rencontrer tout une série de rythmes de transition, dans lesquels le bruit diastolique s'éloigne de plus en plus du premier bruit pour arriver à se rapprocher du second bruit dont il simule un dédoublement, similitude que l'oreille seule semble parfois inhabile à ne pas admettre. MM. Cuffer et L. Guinon[1], à qui nous devons l'étude de ces modalités du bruit de galop, indiquées déjà par M. Potain[2], et M. Barié, ont montré que les deux variétés extrêmes, le bruit de galop vrai, présystolique, classique pour ainsi dire, et l'apparence d'un dédoublement du second temps correspondent à deux manières d'être différentes de l'hypertrophie cardiaque. Aux deux modalités cliniques correspondent deux modalités anatomiques. Les deux rythmes résultent, l'un comme l'autre, « d'une brusque tension de la paroi ventriculaire produite par la pénétration de l'ondée sanguine

---

1. CUFFER et LOUIS GUINON. De quelques modalités du bruit de galop dans l'hypertrophie du cœur d'origine rénale. (*Revue de médecine,* 1886, p. 561.)

2. M. POTAIN avait écrit : « Dans quelques circonstances, le bruit anormal précède tellement le premier et recule à tel point dans le grand silence qu'il s'approche du second bruit notablement plus que de l'autre. » (*Union médicale,* 1875, II, p. 711.)

dans la cavité du ventricule durant sa diastole ».
Dans les deux cas la cause de cette tension reste la
même, c'est la moindre élasticité de cette paroi. Mais
tandis que le rythme de galop, qui se produit dans
un ventricule dilaté ou du moins non rétréci, apparaît dans la diastole de plus en plus près de la systole
ventriculaire, le bruit surajouté s'écarte de la systole
ventriculaire et se rapproche du second bruit de la
révolution précédente, avec une hypertrophie concentrique.

Mécanisme. — On comprend le mécanisme des
deux modalités : avec une dilatation considérable
du ventricule, il faut du temps pour atteindre la limite
de la capacité. Le bruit surajouté reste bien distinct
des deux bruits normaux ou se rapproche du premier.
Il pourrait même sembler s'accoler tellement à celui-
ci qu'on croirait avoir affaire à un dédoublement du
premier temps, comme l'admettait Sibson[1], un peu
abusivement, pour tous les cas de bruit de galop.

Tandis que, dans le cas d'hypertrophie concentrique, la pression intraventriculaire atteint rapidement son maximum, par conséquent le bruit surajouté
se montre plus voisin du second bruit de la pulsation
précédente, c'est-à-dire en pleine diastole (méso-
diastolique) ou près de la systole antérieure (post-
systolique).

Par ces deux mécanismes s'éclaire le pronostic : le
bruit de galop méso-diastolique marque un cœur

---

1. SIBSON. Influence of Bright's disease on the heart and arteries.
(*The Lancet*, 1874, p. 437.)

encore résistant, le bruit de galop présystolique un cœur relâché,

M. O. Fræntzel[1] a exprimé la même opinion, lorsqu'il considère le bruit de galop comme un signe de débilité cardiaque. MM. Debove et Letulle[2] avaient, du reste, fait déjà la même observation, lorsqu'ils constataient que, dans la phase ultime de l'hypertrophie cardiaque liée à la néphrite interstitielle, à la sclérose du myocarde, s'ajoutaient la dégénérescence graisseuse des fibres cardiaques et la dilatation des cavités. On saisira encore mieux la relation entre les deux phases successives des lésions cardiaques, aujourd'hui qu'on englobe aussi bien la lésion cardiaque que la rénale dans le grand processus de l'artériosclérose, qui peut soit se généraliser plus ou moins, soit se limiter, au début du moins, à tel ou tel organe en particulier, comme le cœur.

L'apparition de certains phénomènes vient corroborer, du reste, cette manière de voir dans le bruit de galop un signe de débilité cardiaque, à côté de la persistance d'un certain degré l'hypertension artérielle.

Il arrive, chez certains artério-scléreux, après des excès de tout genre, après des fatigues ou tout autre cause de surmenage physique ou moral, qu'on voie survenir de l'œdème plus ou moins généralisé avec diminution de la quantité des urines, avec ou sans

---

1. O. Fræntzel. Ueber Galopprhythmus am Herzen. (*Zeitschrift für kl. Medicin*, Bd III, 1881, p. 491.)

2. Debove et Letulle. Hypertrophie cardiaque dans la néphrite interstitielle. (*Archives générales de médecine*, mars 1880.)

albuminurie. Dans ces conditions s'installe un bruit de galop, qui s'atténue, puis peut disparaitre avec le rétablissement du malade. On pourra en lire des exemples intéressants dans un travail de M. G. Colleville[1].

Mais le bruit de galop a son rang parmi les symptômes de faiblesse cardiaque. La place qu'il occupe doit être précisée. Ce n'en est pas le dernier terme de la série, puisque après lui vient l'asystolie, lorsque la pression d'élevée devient basse. On peut, chez certains sujets artério-scléreux, voir naître le bruit de galop avec accentuation du deuxième ton au foyer aortique sous une influence quelconque où par le seul progrès de la maladie; puis le bruit de galop cède le pas aux irrégularités de toutes sortes, à l'obscurité des bruits, à l'accentuation du deuxième ton au niveau des sigmoïdes pulmonaires, au souffle d'insuffisance tricuspidienne fonctionnelle qui caractérisent l'asthénie cardio-vasculaire, lorsqu'une cause physique ou morale oblige le cœur à un travail au-dessus de ses forces. Le repos, un traitement bien approprié conjurent les accidents; les signes asystoliques s'éteignent et de nouveau le bruit de galop se perçoit. Enfin, si le cœur n'a pas trop perdu de son tonus musculaire, s'il n'est pas trop dégénéré dans sa fibre, on peut assister même à la disparition du bruit de galop.

Dans les fièvres graves, le bruit de galop peut

---

1. G. COLLEVILLE. Essai sur quelques variétés d'anasarque sans albuminurie. (*Thèse*. Paris, 1885, p. 70 et suivantes.)

succéder ou alterner parfois avec le rythme fœtal[1].

Tout en restant diastolique, le bruit surajouté peut donc occuper différents moments de la diastole, ce qui peut, tout autre cause à part, tenir aux instants variables où peut se faire la contraction auriculaire. Ce *déplacement de la contraction auriculaire* expliquerait le déplacement du bruit surajouté.

L'oreillette fait sa systole en général très près de celle du ventricule ; mais, entre la systole auriculaire et la ventriculaire, il peut y avoir un écartement notable, ce qui rend compte, d'après les remarques de M. R. Lépine, du bruit de galop médio-diastolique[2].

L'inscription cardiographe démontre qu'il en est parfois ainsi, que la contraction de l'oreillette peut se placer au milieu de la diastole ventriculaire au moment même où se fait entendre le bruit surajouté.

Cette explication, valable pour quelques cas, ne pourrait cependant avoir force de loi et s'appliquer à la généralité des faits.

Il peut ne pas exister toujours une concordance chronologique exacte entre le moment où se perçoit le bruit surajouté du rythme de galop et celui où se marque la contraction auriculaire sur le tracé cardiographique. La dissociation des deux phénomènes forcerait à admettre qu'il n'y aurait ni corrélation absolue entre eux ni aucun rapport obligé de cause à effet.

---

1. Voy. p. 93.
2. R. Lépine. Sur un point relatif à la physiologie pathologique du cœur. (*Revue de médecine*, 1882, p. 239-243.)

C'est en considération de cette absence de corrélation forcée entre la contraction auriculaire et le bruit surajouté du rythme de galop que M. Frank donne une autre explication du phénomène :

« Le véritable bruit de galop résulte de l'intercalation d'un bruit de choc entre le second bruit d'une révolution cardiaque et le premier bruit de la révolution suivante, eu pleine diastole par conséquent[1]. »

Selon le moment où il se produit, ce bruit intercalaire peut être présystolique, post-systolique, médio-diastolique, sans que sa nature même change en quoi que ce soit.

Mais, pour M. F. Frank, si le bruit de galop présystolique peut résulter de la vibration de la paroi ventriculaire sous l'ondée de l'oreillette, si le post-systolique s'explique par le flot du début de la diastole, il n'en est pas le même du méso-diastolique qui ne correspond pas toujours, comme les tracés en font foi, à une avance de la contraction de l'oreillette, comme dans le fait analysé par M. Lépine.

M. F. Frank considère *la diminution tonique du myocarde* comme une condition importante favorable à la production du bruit du choc diastolique, qui permet à la paroi ventriculaire de « *claquer*,... à la façon d'une sangle.... » C'est ce qu'on obtient dans les expériences sur les animaux, lorsqu'on excite

1. F. FRANK. Nouvelles recherches sur un cas d'ectopie cardiaque (ectocardie) pour servir à l'étude du pouls jugulaire normal et d'une variété de bruit de galop. (*Archives de physiologie*, 1889, p. 70-74, 5ᵉ série, t. I, et *Gazette hebdomadaire de médecine et de chirurgie*, n° 22, 1880, p. 351.)

faiblement le pneumogastrique, tandis qu'on gêne
la circulation pulmonaire. Cette même flaccidité de la
paroi se produit dans les réflexes cardiaques d'origine gastro-hépatique, en même temps que l'excès
de pression dans l'artère pulmonaire.

Si, dans tous les cas, le choc ne correspond pas à
la systole auriculaire, il peut être mis très logique-
ment sur le compte d'une *oscillation*, d'une sorte de
*dicrotisme de l'onde sanguine dans l'intérieur du
ventricule* qui pourrait se produire à n'importe quel
moment de la diastole, sans lien net avec la contraction de l'oreillette. L'explication vaudrait ainsi
pour toutes les modalités du bruit de galop.

Dans un chapitre particulier, M. F. Frank prend
simultanément le tracé cardiographique avec l'explorateur à bouton de Marey, et le tracé des changements de volume par la méthode de Buisson, chez
la femme à ectocardie dont il a déjà été question, et
il constate les résultats suivants :

1° L'évacuation systolique du ventricule retarde
sur le début de la systole ventriculaire, et ce retard
s'augmente par la compression de l'aorte, c'est-à-
dire par l'augmentation même de la tension artérielle;

2° Le début de la réplétion ventriculaire coïncide,
avec le début du relâchement, par suite de l'ouverture brusque des valvules auriculo-ventriculaires,
d'où un premier accident (flot post-systolique) sur la
courbe; c'est aussi le moment du deuxième bruit;

3° La réplétion augmente ensuite petit à petit, puis
plus rapidement, d'où un second accident au moment

même du bruit de choc, bruit renflé dont le début et la fin se font insensiblement;

4° Enfin, après ce second accident seulement, la courbe indique la secousse de l'oreillette.

Bruit du galop systolique. — Depuis le mémoire de 1875 de M. Potain et avant sa communication au Congrès de Grenoble en 1886, une nouvelle opinion s'est fait jour dans la science.

Déjà M. Ad. d'Espine avait, en 1879 et 1882[1], considéré le bruit de galop non pas comme présystolique, mais comme un bruit du début de la systole. C'est à ce rythme qu'on applique le nom de bruit de trot (d'Espine-Huchard). M. C. Paul admet aussi cette systole en deux temps.

Cardiographie. — MM. Bouveret et Chabalier[2] se rattachent à cette opinion et fournissent à l'appui des tracés cardiographiques sur lesquels la ligne d'ascension, au lieu de monter droit, offre vers son milieu un ressaut très accentué, situé entre le ressaut dû à la contraction de l'oreillette et le sommet de la montée systolique (fig. 19).

De plus, le tracé négatif pris simultanément par la méthode de Buisson, avec le tracé positif, montre la coïncidence de la première secousse avec un retrait; il ne peut donc s'agir d'autre chose que d'une systole,

---

1. Ad. d'Espine. *Revue médicale de la Suisse romande*, nov. 1879, et Essai de cardiographie clinique pour servir à l'étude des modifications du premier bruit et des chocs multiples. (*Revue de médecine*, 1882.)

2. Bouveret et Chabalier. Sur la théorie du bruit de galop dans l'hypertrophie cardiaque d'origine rénale. (*Lyon médical*, 17 février 1889, p. 241.)

et non d'une diastole qui se marquerait en saillie, puisqu'il y a à ce moment augmentation de volume des ventricules.

La situation se trouverait alors être analogue, avec

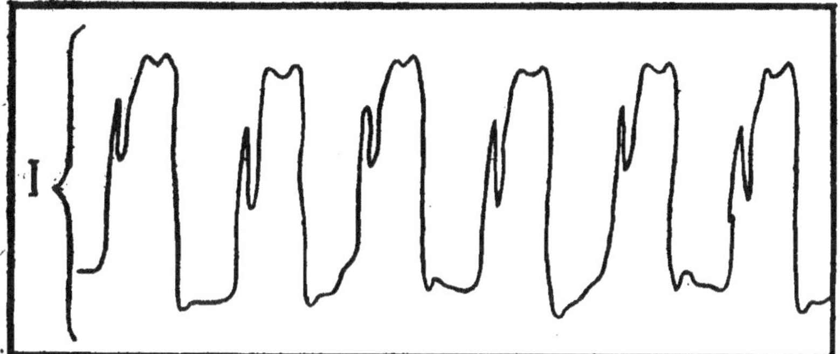

Fig. 19. — Bruit de galop systolique (Bouveret et Chabalier).

exagération en plus, à celle où se trouve le cœur lorsque la pression ventriculaire présente un très

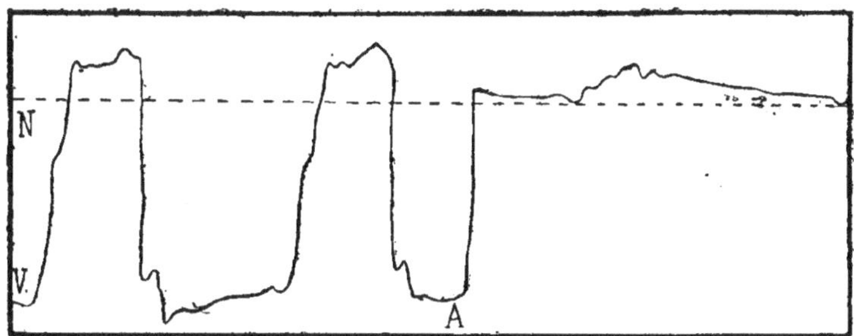

Fig. 21. — Tracé chez le cheval sous l'influence de la digitale.

grand excès sur la pression aortique. Dans ces conditions, on voit sur le tracé se dessiner une petite ondulation sur la ligne d'ascension systolique qui devient plus oblique aussi.

Ce détail se voit parfaitement sur un tracé (fig. 20) publié par M. E.-J. Marey [1], et pris sur un cheval à qui on avait administré de la digitale. Mais cette première tentative de systole, quoique capable de donner naissance à un bruit par le choc du sang sur les valvules auriculo-ventriculaires, par les contractions du myocarde, ne peut créer qu'un bruit plus léger, puisque l'effort systolique n'aboutit pas et ne redresse pas encore les valvules sigmoïdes.

Du reste, cette espèce de reprise dans la systole se marque déjà à l'état normal, chez les animaux, comme le cheval et même chez l'homme, comme M. d'Espine en a réuni la démonstration.

Dans un premier temps (pulsation mitrale ou tricuspide ou plutôt auriculo-ventriculaire) a lieu le relèvement des valvules; dans le second (pulsation aortique ou pulmonaire, ou plutôt sigmoïde), le redressement des valvules sigmoïdes. C'est la manière de comprendre la systole qu'a adoptée M. Martius.

Si le premier reste ordinairement aphone, il n'en est pas toujours ainsi chez le cheval et l'âne, où l'on peut entendre deux bruits, le second plus fort et s'il y a un intervalle plus long, comme après la course un bruit de galop instable.

Pathogénie du bruit de galop gauche avec hypertension. — Tous les pathologistes s'accordent aujourd'hui pour reconnaître dans le bruit de galop gauche un bon signe, sinon exclusif, de la néphrite dite interstitielle. Le même accord cesse lorsqu'il s'agit

---

1. E.-J. MAREY. *La circulation du sang à l'état physiologique et dans les maladies*, 1881, p. 120, fig. 52.

de montrer le lien qui rattache le symptôme à la maladie, c'est-à-dire lorsqu'il faut donner la raison et de l'excès de tension dans le système aortique et de l'état du cœur.

Théories.

1° *Excès de tension artérielle, hypertrophie cardiaque par oblitération des artères rénales.* — Cette première opinion, mise en avant par Traube, Fothergell, Dickinson, Grainger Stewart, Mohammed, Beckmann, mettait l'hypertension artérielle sur le compte de la lésion rénale et du rétrécissement du champ circulatoire qui en résulterait. On admettait que la disparition des capillaires rénaux étouffés par la prolifération conjonctive amenait une diminution suffisante du système artériel, et augmentait assez la résistance opposée à l'effort systolique du ventricule gauche pour développer une hypertrophie cardiaque ou une dilatation.

C'est dans ce sens que venaient déposer les recherches de M. Straus[1] et de Gravits et Israël sur les conséquences des ligatures des vaisseaux du rein. Même conclusion terminait le travail de M. Weill[2].

Mais ce qu'avait d'excessif cette explication toute mécanique sauta immédiatement aux yeux.

L'oblitération même complète des artères rénales

---

1. I. Straus. Des lésions rénales dans leurs rapports avec l'hypertrophie cardiaque. (*Archives générales de médecine*, 1882.)

2. Weill. De l'hypertrophie cardiaque dans les néphrites consécutives aux inflammations des voies excrétoires de l'urine. (*Thèse.* Lyon, 1882.)

ne peut arriver toujours à élever la pression, non seulement dans des proportions telles que son influence puisse avoir un résultat tangible sur la pression artérielle, mais même d'une façon notable, ce qui n'avait rien de bien surprenant, eu égard au volume relativement minime de l'organe circulatoirement supprimé.

Mais à côté de tous les raisonnements possibles, une constatation pratique et précise domine tout le débat, c'est que, même avec une néphrite notoire, l'hypertrophie cardiaque pouvait manquer.

2° *Spasme artériel généralisé.* — L'insuffisance de l'explication était manifeste, une autre hypothèse s'imposait. Il fallait, pour rendre compte de l'excès de tension dans le système artériel, invoquer la diminution de calibre d'un département beaucoup plus vaste que celui des deux reins.

Déjà Bright, Gordon, Johnson [1], Fabre (de Marseille) [2] avaient attribué l'excès de la tension artérielle et l'hypertrophie cardiaque consécutive dans la néphrite interstitielle au spasme artériel généralisé, par suite de l'altération de la crase sanguine.

C'est à cette manière de voir que se sont rattachés MM. Potain et Huchard.

Cette hypothèse, à la fois chimique et vitale, d'un spasme artériel généralisé sous la dépendance im-

---

1. Johnson George. On certain points on the anatomy and pathology of Bright's disease of the kidney and on the influence of the minute blootvessels open the circulation (*British med. Journ.*, **21** décembre 1867, 16 avril 1869).

2. Fabre. Du rôle de l'artérite dans la néphrite interstitielle. (*Marseille médicale*, 1876.)

médiate de l'excitation des vaso-constricteurs causée par un excès de matériaux d'excrétion, retenus dans le sang par l'insuffisance rénale, est reprise de nos jours sous les auspices de la nouvelle doctrine des auto-intoxications due à M. Bouchard.

Tandis que la première théorie de l'oblitération artérielle des reins s'efface devant cette notion du spasme artériel généralisé, cette dernière n'est pas détruite pas la troisième théorie, qui nous montre l'hypertension résultant du rétrécissement patholo· gique des artères, par lésions durables.

L'objection de ne pouvoir être durable avait été opposée à la théorie du spasme simple. Cette dénéga- tion n'est pas juste : si la cause de l'excitation est permanente, on ne voit pas pourquoi le spasme ne le serait pas aussi, et c'est le cas pour l'insuffisance rénale qui maintient en permanence dans le milieu intérieur une quantité exagérée de substances toxiques à divers titres, sels de potasse, matières colorantes, substances extractives, etc., qu'il s'agisse de néphrite chronique ou de congestion rénale pure.

De sorte que ce mode pathogénique peut appar- tenir au bruit de galop même non intermittent.

Mais il s'applique encore mieux, et c'est même le seul qui paraisse possible, au bruit de galop inter- mittent, passager.

Cette manière d'envisager le bruit de galop comme un trouble presque dynamique nous fait déjà entre- voir son existence en dehors de la néphrite, quand les deux circonstances, spasme artériel et hypertrophie ou dilatation cardiaque se trouveront réunies sous l'influence de causes diverses.

5° *Artério-sclérose.* — Une nouvelle étape devait être parcourue dans cette voie pour l'explication du phénomène. Des faits contradictoires avaient surgi : on rencontrait, par exemple, un bruit de galop gauche des plus nets, sans qu'il soit possible de déceler la moindre trace d'albumine dans les urines.

Force fut bien d'enregistrer les observations telles qu'elles se présentaient, quelque discordantes qu'elles fussent avec la théorie, et de les classer dans la catégorie des faits pour lesquels M. Lancereaux et Mohammed[1] proposèrent la dénomination de stade préalbuminurique de la néphrite. Le bruit de galop restait toujours l'indice de la sclérose rénale.

Mais certains malades, vus pendant longtemps, ne franchissaient jamais cette première période et, à l'autopsie, on ne trouvait rien du côté des reins.

On chercha, et voici ce que proclamèrent Lancereaux[2] Gull et Sutton[3] : La néphrite interstitielle n'était vraiment pas une maladie du rein; c'était une maladie bien plus générale, une maladie des artères, non seulement de celles du rein, mais de celles de tout le corps. C'est imbu de cette idée que M. Lancereaux proposait le nom de néphrite artérielle pour la néphrite scléreuse dite interstitielle

---

1. MOHAMMED. The etiology of Bright's disease and the prealbuminous stage. (*Medico-chir. Transact.*, 1874, p. 197.)

2. LANCEREAUX. *Atlas d'anatomie pathologique*, 1871.

3. GULL et SUTTON. Chronic Bright's disease with contracted kidney (arterio capillary fibrosis). (*Medico-chir. Transact.*, 1872.)

et M. Huchard le nom de cardiopathie artérielle à l'artério-sclérose du cœur.

Dans le même ordre d'idées, Gull et Sutton développèrent leur théorie d'une diathèse fibreuse plus ou moins généralisée à la totalité du système artériel, à laquelle il donnait le nom d' « arterio-capillary-fibrosis ».

L'artério-sclérose était créée et ralliait à elle des protagonistes éminents. M. Peter s'en fit le défenseur, tandis que M. Huchard poursuivait la série de ses publications pour parfaire l'étude de l'artério-sclérose, et établir pour elle la place qu'elle a le droit d'occuper aujourd'hui dans le domaine pathologique.

L'artérite chronique pouvait se localiser au rein seul; c'était le cas dans l'ancienne néphrite interstitielle, aujourd'hui artério-sclérose rénale; mais cette artério-sclérose pouvait atteindre tout autre département artériel et s'étendre sur un champ assez vaste pour rétrécir le système aortique au point d'élever la tension artérielle et de réagir sur le cœur.

Ce cadre, beaucoup plus vaste, permettait d'y faire entrer tous les cas et de les expliquer, sans exception; c'était la lumière à côté de l'obscurité à laquelle aboutissait la première théorie de la lésion rénale, seule cause de tout.

On comprendrait ainsi que l'artério-sclérose, très localisée du rein, puisse même exister sans qu'aucun bruit de galop se fît entendre; le rétrécissement du champ circulatoire n'avait pas assez d'importance, l'insuffisance rénale restait encore trop modérée; on comprendrait que, sans la moindre lésion de la substance corticale du rein, l'artério-sclérose, étendue à la plus ou moins généralité des artères périphériques créât les conditions requises pour la production de ce rythme. — Le bruit de galop gagnait avec cette nouvelle pathogénie de s'étendre du domaine de la séméiologie rénale à celui de la symptomatologie cardio-vasculaire.

Les études d'anatomie pathologique de MM. Debove et Letulle[1] indiquaient déjà que dans la néphrite dite interstitielle le cœur participait au processus pathologique, que la lésion fibreuse artérielle donnait son vrai cachet à la maladie. Le ventricule gauche ne subissait pas une simple hypertrophie mécanique; son augmentation de volume suivait l'hyperplasie conjonctive développée autour des ramifications coronaires. Les fibres cardiaques ne s'hypertrophiaient qu'ensuite et pour dégénérer bientôt. L'hypertrophie n'avait plus rien d'utile, de providentiel, et le volume du cœur ne correspondait plus à sa force contractile. Du reste, la rétraction pouvait aussi se faire, et si le cœur pouvait ne s'altérer qu'après le rein, il pouvait aussi être le premier atteint par la sclérose.

Dans des faits plus intéressants encore au point de vue de l'explication des phénomènes, la seule lésion, trouvée à l'autopsie de malades chez lesquels on avait perçu un bruit de galop, siégeait sur le myocarde et en particulier sur ses artères.

L'organe central de la circulation pouvait donc

---

1. Debove et Letulle. *Loc. cit.*, 1880.

seul être lésé ; c'était, par conséquent, en lui-même qu'il fallait chercher la cause de l'exagération de la pression.

Pour arriver à un tel détail, il ne fallut rien moins que l'accumulation d'un certain nombre de faits exceptionnels, à lésion bien localisée. Dans la pratique courante, on rencontre plus fréquemment une diffusion plus grande, qui avait jusqu'ici entretenu la confusion ; la néphrite avait pris une place trop prépondérante, il s'agissait de lui assigner son rang véritable et de donner aux cardiopathies artérielles et à l'artério-sclérose l'importance qu'elles méritaient.

Valeur séméiologique. — On compte en pathologie les signes vraiment pathognomoniques. Un signe n'appartient guère à une seule maladie ; un signe physique, malgré sa netteté mathématique, ne nous renseigne que sur l'état physique de l'organe soumis à l'examen, et non sur la cause de la lésion elle-même.

Le bruit de galop n'échappe pas à cette règle. Il traduit l'état d'inextensibilité de la paroi ventriculaire à laquelle l'ondée sanguine, chassée de l'oreillette ou en reflux, vient imprimer une brusque tension (*bruit de tension diastolique* de M. Potain).

Chaque fois qu'à un excès de pression dans le système aortique correspondra la tension de la paroi, favorable à la production d'une vibration, chaque fois que ces conditions mécaniques seront remplies, apparaîtra le bruit de galop.

Si l'on a pu attribuer à ce rythme particulier des bruits du cœur une valeur de première importance pour le diagnostic de la néphrite interstitielle, c'est que l'état de sclérose cardiaque favorise la rigidité du myocarde nécessaire à la production du bruit surajouté, que la sclérose artérielle aboutit à l'hypertension pour la période d'état, ou que la rétention des toxines dans le sang provoque le spasme cardio-vasculaire dans la période de début.

Mais le rythme de galop traduit si bien les conditions mécaniques auxquelles le cœur est soumis qu'on le retrouve au premier rang dans l'artério-sclérose du cœur pure, sans atteinte aucune de la substance corticale du rein.

L'inextensibilité des parois ventriculaires peut aussi dépendre de la dilatation, plus ou moins accentuée, de la cavité; c'est pourquoi le bruit de galop apparaît dans la symptomatologie des myocardites diverses et des dégénérescences cardiaques. C'est pourquoi on l'a signalé non seulement dans la néphrite interstitielle, mais dans les affections chroniques suivantes :

Symphyse cardiaque, anévrysme pariétal, péricardite, artério-sclérose, affections pulmonaires chroniques, anémie, cancer, maladie d'Addison.

Dans des maladies aiguës comme :

Néphrite aiguë, fièvre typhoïde, typhus exanthématique, pneumonie, rhumatisme articulaire aigu, scarlatine, diphtérie, gangrène pulmonaire, granulie.

L'apparition de trois bruits au cœur avec galop, n'appartient pas en propre à aucune de ces affections, elle n'indique que l'état fonctionnel du cœur par complication myocardiaque, cardio-artérielle ou par trouble dynamique pur.

Dans la néphrite. — L'importance diagnostique, malgré les restrictions que nous avons vues, n'en reste pas moins considérable, au point que la constatation d'un bruit de galop doit nous faire d'abord penser à cette maladie, et nous ne devons chercher en dehors d'elle qu'après l'avoir éliminée d'une façon certaine.

Artério-sclérose. — La possibilité d'une néphrite rejetée, la première idée qui doit se présenter est celle d'une artério-sclérose.

En dehors de ces deux diagnostics fondamentaux, qui n'en font presque qu'un, car le premier peut se libeller artério-sclérose du rein, l'autre artério-sclérose extra-rénale, le bruit de galop peut se rencontrer dans un grand nombre d'affections, mais assez rarement.

Symphyse cardiaque. — Parmi les affections du cœur dans lesquelles on rencontre le rythme de galop figure la symphyse cardiaque. Il y a même longtemps que M. Potain[1] a signalé ce symptôme dans l'histoire clinique de cette maladie. M. François Frank rattache le bruit surajouté à la dilatation cardiaque, par suite de la traction sur la paroi par les adhérences.

M. Friedreich donne le nom de ton diastolique au bruit surajouté, lorsque celui-ci se produit dans le grand silence, et il le met sous la dépendance de

---

1. POTAIN. Adhérences du péricarde. Triple bruit du cœur. (*Bulletin de la Société anatomique*, 1856.)

l'ampliation thoracique, qui se produit sous l'influence du choc diastolique et donne lieu à un phénomène acoustique, en même temps qu'à un phénomène mécanique.

Anévrysme pariétal. — Le bruit de galop peut se manifester comme signe d'un anévrysme pariétal du cœur. M. Rendu[1] en a publié un exemple intéressant à tous les points de vue. Il démontre le bien fondé de la théorie de la tension diastolique. Le ton surajouté se produit manifestement dans la diastole, mais son timbre beaucoup plus net, beaucoup plus éclatant, son étendue plus grande sont en accord avec le siège plus superficiel, la minceur et le manque de souplesse de la paroi anévrysmale, dont la mise en vibration par l'ondée sanguine lancée dans la poche peut seule donner l'explication du phénomène.

Péricardite. — La péricardite peut donner lieu à un bruit de galop vrai ; mais elle peut aussi faire naître sous l'oreille une sensation analogue, mais qui ne reconnaît pas le même mécanisme ; ce galop péricardique ne doit pas compter comme un vrai bruit de galop.

Bruit de galop méso-systolique.

A côté de ces modalités de bruit de galop, il convient de mettre à part un rythme à trois bruits qui donne une sensation approchante à celle du bruit de galop, mais qui doit en être différencé ; c'est

---

1. RENDU. Société médicale des hôpitaux, 1881.

le bruit de galop méso-systolique[1]. Le qualificatif assigné dit assez où gît la dissemblance. Tandis que le bruit surajouté du rythme de galop vrai se place toujours, bien qu'à un moment variable, avant le premier bruit, dans la diastole même, c'est-à-dire pendant le grand silence qu'il coupe ou tout au moins immédiatement avant le premier bruit au début même de la systole, le bruit supplémentaire du bruit du galop méso-systolique se produit toujours après le premier bruit, pendant la systole et vers le milieu de celle-ci, dans le petit silence qu'il sépare en deux.

Étude clinique. — Lorsqu'on examine le malade, on peut déjà, à la simple inspection, saisir un soulèvement double de la paroi thoracique pendant la même systole au niveau de la région qui correspond aux ventricules.

Le premier se fait dans le 4e espace intercostal gauche, le second dans le 3e. On peut rendre le phénomène encore plus manifeste, en plaçant sur ces deux points un index de papier (Cuffer et Barbillion) que vient faire osciller le soulèvement respectif.

A la palpation, la main sent « une sorte de mouvement de bascule qui s'effectue entre la région de la pointe et la région moyenne ».

A l'auscultation, le premier bruit systolique ordinaire s'entend avec tous ses caractères de timbres d'intensité à son siège habituel.

Immédiatement lui succède un second bruit sem-

---

1. Cuffer et Barbillion. Le bruit de galop dans les affections du cœur. (*Archives générales de médecine*, février-mars 1887.)

blable, avec des caractères approchants, mais à maximum situé un peu plus haut que la pointe elle-même et « affectant plutôt le tact que l'ouïe ». Le rythme se rapproche assez de celui que donnerait une longue suivie de deux brèves _ ⌣ ⌣ (dactyle).

Selon le moment de l'examen, il se peut que le bruit apparaisse et disparaisse.

Parmi les phénomènes concomitants, il faut noter le pouls dicrote, mais ce caractère appartient plutôt à la fièvre typhoïde, qu'à l'état spécial du cœur.

En somme, le phénomène se caractérise par une *systole à double détente.*

Modalités. — Comme le diastolique, le bruit de galop méso-systolique peut varier depuis le simple prolongement jusqu'au redoublement net du premier temps.

Ces variétés même donnent la clef de la pathogénie.

Mécanisme. — Dans les deux cas, le changement pathologique du rythme cardiaque dépend de l'insuffisance de la systole cardiaque à vider le ventricule.

Aussi en résulte-t-il soit un prolongement dans la durée de la contraction, d'où prolongement également du premier bruit, soit une systole en deux temps, d'où la répétition, le redoublement du bruit systolique.

Cardiographie. — La lecture des tracés cardiographiques légitime cette interprétation (fig. 21).

Voici ce qu'on voit : un premier ressaut modéré présystolique y traduit la contraction de l'oreillette, que suit la ligne d'ascension systolique. Celle-ci retombe très légèrement, mais la descente ne se fait pas et, avant qu'elle ne se produise, la courbe se redresse momentanément. Le sommet du dessin offre donc deux élévations et prend la forme en dos de chameau. Ce *double sommet systolique* est le signe révélateur du redoublement de la systole.

Le tracé se termine ensuite à la façon normale par

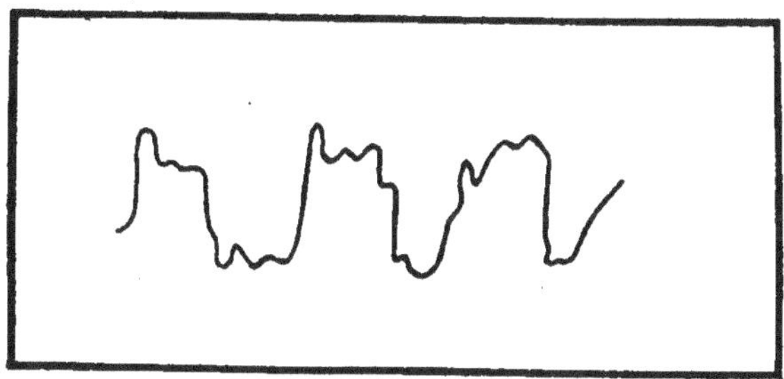

Fig. 21. — Bruit de galop méso-systolique (Cuffer et Barbillion).

la ligne de chute, le ressaut produit par la fermeture des valvules sigmoïdes et la ligne basse horizontale.

Bruit de galop méso-systolique avec souffle. — Il me semble qu'on doive aujourd'hui faire rentrer dans la catégorie des bruits de galop méso-systoliques un rythme cardiaque à trois temps décrit antérieurement par M. Teissier[1]. Dans tous les faits vus par l'auteur et dans les trois observations qu'il rapporte, il s'agit de malades atteints de fièvre typhoïde avec présence d'une quantité légère d'albumine dans les urines.

Étude clinique. — Entre le bruit de galop méso-systo-

---

1. TEISSIER (Lyon). Note sur un rythme cardiaque à trois temps avec albuminurie dans le cours de la fièvre typhoïde. (*Association française pour l'avancement des sciences*, 10ᵉ session, Alger, 19 avril 1881. Paris 1882, p. 913.)

lique de MM. Cuffer et Barbillion et le rythme à trois temps de Teissier, il ne paraît y avoir de différence que dans la nature du bruit surajouté, qui prend le caractère d'un souffle. Voici en effet comme il serait constitué :

« 1° Premier claquement valvulaire ;

« 2° Léger souffle suivant immédiatement le claquement de façon à simuler le dédoublement de ce premier bruit ;

« 3° Deuxième claquement valvulaire. »

Ces phénomènes d'auscultation avaient leur maximum d'intensité au niveau du 3ᵉ espace intercostal, à gauche du sternum.

Outre le caractère dicrote très accentué du pouls, comme c'est pour ainsi dire la règle dans la fièvre typhoïde, quelques œdèmes légers localisés, aux paupières par exemple, il n'y avait pas de symptômes spéciaux surajoutés à ceux de la dothiénentérie.

Entre le rythme à trois temps et l'albuminurie le rapport semblait être plus qu'affaire de coïncidence, car les deux phénomènes apparaissaient et disparaissaient ensemble, le retour de l'un amenait la naissance de l'autre.

Parmi les bruits de galop méso-systolique, le rythme à trois temps de Teissier doit figurer au nombre des passagers ou *intermittents*.

Mécanisme. — Étant données les conditions dans lesquelles on voit se produire ce rythme, à quoi peut-on l'attribuer ?

Teissier[1] avait pensé qu'il se trouvait « en présence

1. *Ibid.*, p. 315.

d'un léger souffle d'insuffisance tricuspidienne (*souffle fébrile* de Parrot), souffle assez faible pour ne pas masquer le claquement de la valvule mitrale, mais assez prolongé pour s'entendre après lui, donnant aussi la sensation d'un dédoublement du premier bruit... ». M. Potain, qui vit les mêmes malades et les tracés cardiographiques, conclut à « *un souffle extra-cardiaque* » dû « *à l'affaiblissement atonique de la paroi ventriculaire au moment de la systole* et à l'aspiration, au même instant, d'une lame pulmonaire où naîtrait le bruit soufflé surajouté ».

Quelle que soit la théorie adoptée, il ressort de l'étude que ce rythme, malgré la présence de l'albuminurie, n'indique pas une néphrite ; qu'il est probablement, comme l'albumine, la manifestation de l'infection générale, qui porte à la fois et sur les reins et sur le cœur et sur le sang. Le moment de son apparition coïncide avec le summum de la maladie, il nous en donne pour ainsi dire le taux.

Il nous dit donc qu'il y a infection forte, mais aussi qu'il n'y a pas de lésion durable du rein.

Valeur séméiologique des bruits de galop méso-systoliques. — C'est presque exclusivement dans la *fièvre typhoïde* qu'on a signalé les bruits de galop méso-systoliques, et dans les cas graves.

On les a trouvés aussi dans la tuberculose aiguë, la broncho-pneumonie.

Coup d'œil d'ensemble sur les bruits de galop.

Il ne semble peut-être pas très logique de ranger sous le nom de bruit de galop, même modifié, des rythmes qui ressemblent parfois plutôt au doublement du second temps, et encore plus à des bruits franchement systoliques.

M. O. Fræntzel[1] se montre en effet intransigeant à cet égard. Il dénie, comme tout le monde, le nom de bruit de galop à tout dédoublement du deuxième temps (ton) ou bruit de rappel de Bouillaud, que ce rythme pathologique provienne d'une résistance, soit dans le système de l'artère pulmonaire ou dans celui de l'aorte. Il n'y a pour lui qu'une modification du simple renforcement. Il ne comprend sous le nom de bruit de galop que « l'apparition de trois tons pendant une contraction cardiaque, deux de ces tons se produisant pendant la diastole et *leur rythme ressemblant au bruit lointain d'un cheval au galop* ».

Dans le bruit de galop, deux tons tombent pendant la diastole et le premier paraît accentué $\left(\underset{\text{systole}}{\smile} \underset{\text{diastole}}{-}\right)$.

Mais, pour M. Fræntzel, il n'y a bruit de galop qu'avec l'accentuation de ce premier ton ; tous les autres rythmes à trois tons avec accentuation du ton systolique ne doivent pas être considérés comme des bruits de galop.

<hr>

1. O. Fræntzel. *Vorlesungen über die Krankheiten des Herzens. I. Die idiopathischen Herzvergrœsserungen.* Berlin, 1889. Hirschwald, édit.

Rigoureusement l'auteur allemand a raison. Mais il ne s'agit ici que de querelle de mots. S'il est inexact d'appliquer la dénomination de bruit de galop à un rythme qui appartient plutôt au dédoublement du deuxième temps, ce que cette terminologie a d'incorrect est racheté par la lumière que jette sur les phénomènes cette vue d'ensemble de leur mécanisme, d'autant que ces soi-disant dédoublements ne sont pas des dédoublements dans le sens réel, qu'ils les simulent seulement pour l'oreille.

Le désaccord entre les auteurs qui se sont occupés du bruit de galop doit être envisagé comme plus apparent que réel. Chacun d'eux a étudié une variété particulière ; ses déductions ne valent que pour cette variété exclusivement. Vouloir généraliser à tous les cas irait au delà même de la pensée de l'un quelconque d'entre eux.

Le bruit de galop comprend plusieurs types, ou plutôt il y a plusieurs bruits de galop.

Leur *classification* peut être tentée en tenant compte de deux facteurs : 1° le temps où se produit le ton surajouté ; 2° l'état de la tension artérielle.

BRUITS DE GALOP GAUCHES

avec *hypertension* artérielle :
- diastolique ⌣ ⁃ ⁃ : systolique (ou bruit de trot).
- diastolique ⌣ — ⌣ avec :
  - hypertrophie — diastolique
  - concentrique
  - dilatation — présystolique

avec *hypotension* artérielle :
- systolique — : méso-systolique.

Dans ce groupement, l'état de faiblesse du myocarde

augmente de la première à la dernière ligne, Seulement esquissé dans le bruit de galop systolique, il s'accentue avec le diastolique et le présystolique et arrive à son summum avec le méso-systolique.

Le bruit de galop systolique indique l'hypertension artérielle et traduit la résistance qu'éprouve le ventricule dans sa contraction, de sorte qu'il exagère sa reprise normale. Mais dans ce premier degré rien ne montre que le cœur soit lésé, autrement que par légère hypertrophie simple.

Aussi rencontrerons-nous ce rythme dans les premières périodes des néphrites, dans les congestions rénales passagères, dans la phase prémonitoire de l'artério-sclérose pendant laquelle il y a contracture des artères sans lésion encore (Huchard).

Dans ces affections, la cause de la vaso-constriction artérielle doit être cherchée soit dans un réflexe, soit dans l'action des toxines sur les vaso-moteurs.

Avec le bruit de galop franchement diastolique, le trouble dynamique devient lésion organique, les artères et le cœur sont déjà altérés.

Ces altérations s'accentuent encore lorsque le galop devient présystolique et plus il s'approche du premier bruit, plus le cœur dilaté faiblit à sa tâche.

Enfin dans les états graves infectieux, le fonctionnement du cœur se fait de plus en plus mal et le bruit de galop occupe la seconde partie de la systole après le premier bruit, c'est le bruit de galop méso-systolique, qui s'accompagne d'abaissement de la pression artérielle.

Pronostic. Bruit de galop passager, bruit de galop permanent. — Le bruit de galop traduit simplement l'état spécial du fonctionnement cardiaque sous l'influence de certaines causes : faiblesse cardiaque, pression supérieure ou inférieure à la normale, suivant qu'il s'agit de l'une ou l'autre catégorie de bruits de galop.

Il est évident que ce rythme pathologique à trois bruits pourra être permanent ou n'être que passager, suivant que la cause qui lui a donné naissance sera elle-même permanente ou passagère.

Qu'il soit transitoire ou définitif, le phénomène ne change rien à sa pathogénie ni à son mécanisme; les renseignements qu'il fournit sur les modifications survenues dans les conditions de la fonction circulatoire restent les mêmes, à cette grande différence près que le pronostic varie du tout au tout, selon qu'il s'agit de l'une ou l'autre des catégories, du galop passager ou du galop permanent.

Tel artério-scléreux, jusqu'ici sans grande manifestation morbide, qu'un retentissement diastolique du second bruit au siège d'auscultation de l'aorte, présente un peu de bronchite, ou une de ses poussées congestives du poumon assez communes chez ces sortes de malades. Jusqu'ici le rythme des bruits du cœur n'offrait chez lui aucune altération. Il a suffi de l'apparition d'une de ces complications, et même de plus banales encore, pour que sous cette influence s'entende un bruit supplémentaire et qu'un rythme de galop s'établisse. Mais la bronchite s'amende, la congestion pulmonaire rétrocède et leur disparition amène celle du bruit de galop. Le retour à la normale ne se fait pas tout d'un coup : parfois la transition est ménagée par la production d'un dédoublement du second temps, ou, si l'on aime mieux, le bruit surajouté d'abord franchement médio-diastolique ou présystolique, lorsque le cœur faiblit à sa tâche, se rapproche de plus en plus du second temps à mesure que l'organe central de la circulation récupère ses forces et que sa contraction se fait mieux.

En voici un exemple :

Une dame de quatre-vingt trois ans, bien portante d'habitude et sans aucune infirmité, n'ayant eu qu'une fièvre typhoïde grave compliquée de pleuro-pneumonie à quarante ans et des coliques hépatiques récentes, toussait un peu depuis quelques jours, lorsqu'elle est prise subitement de frisson, de vomissement, avec douleur dans le côté gauche de la poitrine. A la base gauche s'entendent des râles crépitants. Les crachats sont transparents, muqueux, striés de noir, mais sans aspect pneumonique.

Au cœur, on perçoit un bruit de galop diastolique très net, à gauche, avec un premier bruit légèrement soufflé. Pas d'albumine dans l'urine; acide urique abondant, indican. La fièvre cède dès le lendemain, et le troisième jour, bien que les râles n'aient pas disparu, le bruit de galop a perdu de sa netteté et se confond avec un simple dédoublement du second bruit. Le quatrième jour, il y a à peine de râles; pas de bruit de galop, pas de dédoublement du second temps, le premier bruit reste seulement encore soufflé.

Tout semble rentré dans l'ordre; le cinquième jour on retrouve une petite plaque de râles crépitants, mais le cœur n'a que son premier temps un peu roulé. L'état général reste bon.

Les quatre jours suivants sont marqués par une crise de colique hépatique, mais sans retentissement du côté des poumons.

Le dixième jour la santé semble parfaite.

Mais le onzième jour, nouvelle douleur de côté à gauche; nouvelle plaque de râles crépitants à la base gauche, au cœur, dédoublement du second temps.

Après cet incident tout se calme, et le cœur ne garde qu'un premier temps un peu roulé.

Chez cette malade, le rythme anormal a correspondu aux instants dans lesquels son cœur manquait de résistance et se laissait dilater. Le bruit de galop dictait une indication thérapeutique, en faisant voir le retentissement de la complication pulmonaire sur le cœur.

Mais la marche des phénomènes indiquait aussi qu'au trouble cardiaque passager ne correspondait pas une lésion organique du cœur et le pronostic bénéficiait de cette constatation.

Dans d'autres circonstances, le bruit de galop, quoique transitoire, n'entraine pas la même bénignité relative du pronostic, et la raison de cette différence foncière réside dans la nature même du rythme cardiaque qui remplace le bruit de galop ou alterne avec lui. Pour que le bruit de galop conserve tout son bénéfice de rythme pathologique passager, il faut qu'à sa place ne s'installe pas une autre modalité d'un indice grave. C'est ce qui a lieu lorsque le rythme fœtal des bruits du cœur remplace le rythme de galop.

Dans un cas que nous avons rapporté dans notre thèse[1], il s'agissait d'une jeune femme qui succomba à la pyohémie puerpérale, sans abcès du cœur. Au début, on entendit au cœur un bruit de galop qui fut remplacé par l'embryocardie, peu de jours avant la mort.

Dans la myocardite aiguë, M. A. Steffen[2] (Stettin) indique chez l'enfant, à côté de la faiblesse du choc de la pointe du cœur, de l'accélération extrême des battements, la modification du rythme des bruits; tantôt apparaît le rythme fœtal dans lequel les bruits se succèdent à des intervalles égaux (in gleichmæsiger Aufeinanderfolge der Toene, mit pendelartigen Rhythmus), tantôt le bruit de galop.

On saisit facilement que si le bruit de galop est remplacé par le rythme fœtal, il ne peut être question de pronostic plus favorable. Un symptôme grave succède à un autre grave, voilà tout.

Au lieu de cesser ou bien au lieu de se transformer, le bruit de galop peut rester *permanent*, le pronostic varie avec les modalités de ce rythme,

---

1. *Loc. cit.*, p. 16.
2. A. STETTIN. *Klinik der Kinderkrankeiten*, III Bd. p. 226 et 238. Berlin, A. Hirschwald, 1889. — J. PAWINSKI. O rytmie wahadlowym tonòw serca i jego stosunko do rytmie galopowego (cwalowego) *Gazetta lek.* (Varsovie, 1890. t. X, p. 967-72) et Ueber gleimässigem (pendelartigen) Rhythmus der Herztöne und dessen Beziehung zum Galopprhythmus. (*Deutsche medicinische Wochenschrift*. Leipzig, 1891, XVII, p. 143-145.)

avec une signification plus sérieuse, puisqu'à trouble permanent correspond une lésion permanente.

Traitement du bruit de galop gauche.

Pas plus que les autres rythmes pathologiques des bruits de cœur, on ne traite le bruit de galop pour lui-même, mais l'état particulier des organes circulatoires qu'il traduit fait naître une indication thérapeutique ou plutôt des indications, variables avec la place qu'occupe le bruit surajouté dans la révolution cardiaque, et surtout avec l'élévation ou l'abaissement de la pression artérielle.

Avec le bruit systolique, l'hypertension artérielle avec hypertrophie cardiaque simple et au début domine tous les phénomènes ; l'hypertension seule sera donc le but de la thérapeutique. Voici les conseils que M. H. Huchard[1] donne sur ce point, qui a été de sa part le sujet de toute son attention.

On peut attaquer l'hypertension par un premier groupe de *moyens* tout *mécaniques* : la diminution des boissons ou régime sec plus ou moins mitigé restreint la quantité d'eau du sang et abaisse ainsi la tension de ce dernier ; le massage, les bains, les frictions, font dilater les vaisseaux de la périphérie, enfin, au besoin, la saignée enlève momentanément une certaine quantité du trop-plein vasculaire. L'aboutissant de toutes ces pratiques est l'abaissement de la pression artérielle.

1. H. HUCHARD. Traité clinique des maladies du cœur et des vaisseaux. (*Leçons sur les cardiopathies artérielles*, 2ᵉ édition, 1895, p. 75 et suiv. et 377.)

A côté de ce qu'il faut recommander, il est aussi utile de connaître ce qu'il faut défendre. Dans cet ostracisme, on doit comprendre toutes les substances qui peuvent avoir une action favorable à l'hypertension, en particulier les vaso-constricteurs.

Parmi les substances alimentaires on interdira les poissons, les viandes rouges ou faisandées, les fromages faits, la charcuterie, le bouillon gras, parce que tous ces mets contiennent en abondance des substances toxiques à divers titres, qui vont irriter les vaso-constricteurs.

Même défense pour les boissons excitantes, vins purs, thé, café, liqueurs, ainsi que le tabac.

Le mieux sera le *régime lacté*[1]; mais le lait ne devra être pris que par petite portion à la fois, pour éviter la réplétion vasculaire et avec toutes les précautions nécessaires pour qu'il soit bien toléré et accepté par les malades, car on ne peut le remplacer sérieusement par rien[2].

Parmi les médicaments, on évitera tous ceux qui provoquent la vaso-constriction et élèvent la tension artérielle, seigle ergoté, strychnine, belladone, cocaïne, hydrastis canadensis et même la digitale, le strophantus, la caféine, etc.

Il n'en est pas de même des *médicaments artériels vaso-dilatateurs*.

La médication par excellence de l'hypertension

---

1. CHARRIN et ROGER. De la toxicité urinaire chez les divers animaux, influence du jeûne et du régime lacté. (*Société de biologie*, mars 1887.)

2. DEBOVE. Du régime lacté dans les maladies (*Th. d'agrég.*, 1878.)

réside dans l'emploi prolongé des iodures, et en particulier de l'iodure de sodium à la dose de 50 centigrammes à 3 grammes par jour. On a proposé pour le remplacer l'iodure de calcium (G. Sée). Par ce moyen, on obtient un abaissement notable de la tension artérielle. Il en est de même avec le nitrite de sodium, dont la toxicité restreint malheureusement l'usage. La trinitrine, solution alcoolique au centième de nitro-glycérine, à la dose progressive de 4 à 20 gouttes par jour en 2 à 6 fois, rend de réels services, comme M. Huchard l'a démontré.

Mais lorsque le bruit de galop devance la systole et devient franchement post-systolique, puis franchement diastolique, enfin présystolique, il nous avertit que le cœur faiblit petit à petit, et de plus en plus de la première à la dernière de ces trois modalités.

L'indication se double; le danger vient à la fois des artères et du cœur. A ce moment on doit, tout en continuant à modérer l'hypertension, renforcer le pouvoir contractile du cœur ; par conséquent joindre aux iodures et à la trinitrine les médicaments toniques cardiaques. A cet effet, M. Huchard recommande le sulfate de spartéine à la dose de 15 à 25 centigrammes par vingt-quatre heures.

Parmi les substances qui agissaient sur le cœur sans entraîner l'hypertension artérielle, M. Liégeois (Blainville-aux-Saulnes, Vosges), d'accord avec les expériences de M. Tschistowitsch et celles de M. Rummo, de Naples, a proposé[1] le veratrum viride

---

1. *Revue générale de clinique et de thérapeutique*, 1889, p. 354-370.

ou ellébore vert, à la dose de 6 à 20, et même 30 gouttes de teinture alcoolique au quart.

On comprend qu'à la période de transition, il y ait des oscillations entre la prépondérance de l'hypertension artérielle et celle de la faiblesse cardiaque et que la médication doive suivre pas à pas ces changements et louvoyer, pour ainsi dire, sans que pour cela les indications perdent rien de leur netteté.

Lorsque le cœur s'affaiblit, la digitale et surtout la digitaline cristallisée, à la dose massive d'un milligramme donnée en une seule fois, la caféine, le strophantus, sont d'une utilité incontestable. On conçoit que M. Osc. Fræntzel, qui n'admet que le bruit de galop diastolique, et qui le considère, à juste titre, comme un signe de débilité cardiaque, recommande l'alcool, la valériane, le castoreum, le musc.

Enfin, quand le bruit surajouté abandonne même la diastole pour se porter avant le second temps, lorsqu'il y a bruit de galop méso-systolique, les conditions changent du tout au tout. Ici, plus d'hypertension, mais de l'hypotension, mais toujours la faiblesse, parfois le collapsus cardiaque; rien d'étonnant que le bruit de galop méso-systolique alterne parfois avec l'embryocardie. Ces deux rythmes correspondent tous deux à l'affaiblissement extrême du cœur.

Il ne peut plus être question ici d'hypotenseurs, mais seulement de *toniques cardiaques*; aussi les moyens thérapeutiques mis en œuvre, répondant aux mêmes indications, seront-ils les mêmes que ceux qui ont été indiqués pour le rythme fœtal.

Bruit de galop droit.

Sauf le transport de gauche à droite, la petitesse du pouls, le retentissement diastolique perceptible à gauche dans l'aire d'auscultation de l'artère pulmonaire au lieu de l'être à droite au siège des bruits aortiques, le rythme de galop droit donne à celui qui l'ausculte la même sensation, les mêmes modalités que le gauche et l'on peut à son sujet répéter mot pour mot tout ce qui a été dit sur le même phénomène quand il naît à gauche.

Cependant ce simple changement de côté transforme complètement la signification de ce signe. Il n'apparaît plus que comme un trouble fonctionnel sous la dépendance d'affections légères avec lésions superficielles du tube digestif, de ses annexes ou même des autres viscères abdominaux.

Sa connaissance ne remonte pas très loin et c'est M. *Potain* qui l'a signalé, le premier, parmi les phénomènes cardiaques réflexes d'origine gastro-intestinale.

Pathogénie et mécanisme. — Deux théories sont en présence. Voici par quel mécanisme réflexe se produirait le bruit de galop droit d'après M. Potain[1]. L'arc diastaltique parti de l'estomac ou d'un autre viscère abdominal va aboutir au cœur.

1° *Théorie de l'irritation.* — L'*irritation* partie des nerfs de sensibilité gastrique, hépatique ou autre

---

1. POTAIN. Phénomènes réflexes d'origine gastrique. (*Bulletin médical*, 1887, n°ˢ 1 et 3.)

se transmet, soit par le sympathique, soit par le vague, aux centres bulbaires, d'où elle se réfléchit, selon la prédisposition, sur le *locus minoris resistentiæ*, ici le cœur. Mais le chemin n'est pas directement parcouru.

L'excitation réfléchie par le sympathique aboutit à la *vaso-constriction des vaisseaux pulmonaires ;* cette vaso-constriction entraîne l'augmentation de la tension sanguine dans l'artère pulmonaire, comme l'a montré M. Maurel, et de cette hypertension résulte la dilatation du cœur droit.

Exagération de la tension sanguine, dilatation du ventricule, il n'en faut pas plus pour constituer les conditions favorables à la production du bruit de galop. Car, sauf la pathogénie, le bruit de galop droit se calque sur son congénère de gauche ; même mécanisme, mêmes modalités. Ici c'est la pression de l'artère pulmonaire qui doit s'élever, là c'était celle de l'aorte.

2° *Théorie toxique.* — Aujourd'hui il faut à cette interprétation de la production du bruit de galop droit en joindre une autre. Le caractère de trouble dynamique lui reste acquis, mais celui de phénomène purement réflexe paraît ne devoir appartenir qu'à une certaine catégorie de faits ; les autres demandent une autre interprétation. Dans ceux-ci il ne s'agit plus de la simple irritation des filets nerveux de la muqueuse gastro-intestinale, chez un sujet plus ou moins prédisposé par l'état de son système nerveux, mais d'une *intoxication* par les produits des fermentations anormales développées dans le tube digestif ou par les toxines issues des microbes dans tout autre organe.

Ce n'est donc plus un réflexe, c'est bel et bien une auto-intoxication. M. Potain ne voudrait pas[1] donner un si large rôle aux auto-intoxications et il craint qu'on n'en abuse pour tout expliquer; pour lui « l'absorption des produits digestifs mal élaborés par un estomac dilaté a surtout pour effet d'augmenter l'irritabilité du système nerveux et de le prédisposer à subir l'action réflexe.... » L'empoisonnement agirait ici, comme dans l'hystérie toxique, à titre d'agent provocateur.

La raison qui engage M. Potain à donner au réflexe le premier rang, c'est l'apparition des phénomènes par la seule ingestion d'une minime quantité d'aliments et leur cessation dès que l'estomac est vide; c'est-à-dire dans des conditions où la perversion des phénomènes digestifs n'a pas eu le temps de fabriquer une quantité même minime de toxines.

Mais les deux opinions antagonistes ne s'excluent pas. S'il est des faits où la soudaineté de l'apparition plaide en faveur d'une cause transitoire, du réflexe pur, il en est d'autres, où la permanence milite pour une cause plus durable, pour l'auto-intoxication en un mot.

Il est vrai que l'explication ne peut avancer au delà de ce terme vague d'auto-intoxication, qu'il est impossible de préciser et d'indiquer telle ou telle toxine, je ne dis pas d'en donner la formule chi-

1. Potain. Pathogénie et traitement des troubles réflexes d'origine gastrique. (*Bulletin médical*, 1887, n° 3, p. 35.)

mique, ce serait trop beau, mais de donner même quelques renseignements sur l'agent en question.

Dans la théorie par spasme artériel généralisé admis pour un certain nombre de bruits de galop gauche, on a invoqué aussi des toxines. Quelle peut être la distinction entre ces toxines vaso-constrictrices du système aortique et celles-ci, vaso-constrictrices du système pulmonaire? Cette question est aujourd'hui absolument insoluble.

Valeur séméiologique. — Parmi les affections capables de donner lieu à un bruit de galop droit, il n'en est pas qui le fasse plus souvent que les affections gastro-intestinales et parmi celles-ci surtout les plus superficielles, tandis que les lésions profondes restent muettes.

Cette particularité s'explique parce que dans les altérations foncières la destruction des filets nerveux ou leur dégénérescence entrave les phénomènes réflexes.

Pour l'estomac, ce n'est ni dans le cancer, ni dans la gastrite chronique qu'on l'observe, mais dans les *dyspepsies*, dans la *dilatation stomacale* ou dans l'*ulcère rond*.

On trouve relatées dans le mémoire de M. Barié des observations dans lesquelles on voit des malades porteurs de telles affections présenter des troubles cardiaques dès qu'une quantité minime d'aliments pénètre dans l'estomac, qui cessaient avec le retour de l'organe à l'état de vacuité.

Parmi les affections intestinales, les entérites à lésions ulcéreuses, dothiénentérie, dysenterie, entérite tuberculeuse, cancer, ne comptent pas autant qu'une vulgaire *entérite*.

De même pour le foie, l'ictère grave, le cancer, les cirrhoses ne donnent pas de réaction, tandis que l'*ictère catarrhal*, la *colique hépatique*, sont des agents provocateurs.

Les troubles cardiaques peuvent résulter d'une lésion des organes génitaux chez la femme, d'une ovarite, même d'un moignon douloureux.

Le bruit de galop droit peut aussi être compris dans le complexus symptomatique des accidents dits urémiques. Il s'agit ici de bruit de galop droit et non du bruit de galop gauche habituel à la néphrite interstitielle.

Par suite de son passage de gauche à droite le rythme de galop change de cause. D'après M. Potain[1], il n'y aurait là qu'une conséquence des troubles gastriques de l'*urémie* et non une action directe de l'intoxication sur le cœur.

Dans l'estomac, il y aurait irritation des filets du vague qui se réfléchirait sur le sympathique, d'où vaso-constriction des vaisseaux pulmonaires, d'où dilatation du cœur droit par suite de l'hypertension dans l'artère pulmonaire.

Je ne me permettrai pas de discuter ce mécanisme, n'ayant aucune pièce à fournir à l'appui dans le cas présent; mais il me semble que s'il est une occasion où l'intoxication peut jouer un rôle prépondérant, c'est bien dans la toxémie urémique.

1. *Médecine moderne*, 21 décembre 1892, n° 56, p. 833.

Ne serait-il pas plus simple d'admettre que les toxines portent directement leur effet sur les vaso-constricteurs des vaisseaux pulmonaires?

On comprend difficilement un réflexe permanent et de longue durée comme c'est le cas dans une observation publiée par M. Henoch[1]. Son petit malade tombé dans le collapsus cardiaque, après une attaque prolongée d'urémie convulsive, présentait un bruit de galop qu'on put encore entendre longtemps pendant la convalescence du sujet.

Du reste M. Lépine pencherait à admettre comme cause la dyscrasie, comme il l'exprime en note dans la traduction de Bartels[2].

Lorsque le bruit de galop existe à droite, il peut se rencontrer dans le cours des *affections mitrales*, dans la période de *rupture de compensation*. Il indique un excès de pression dans l'artère pulmonaire. On le retrouve pendant la chloroformisation ou l'éthérisation (d'Espine), chez l'enfant né en état d'*asphyxie*, et expérimentalement chez le chien.

C'est le galop de l'asphyxie. Il reconnaît comme mécanisme la systole en deux temps avec toutes ses variétés, premier bruit traînant; bruit de trot, bruit de galop, par double claquement de la tricuspide (d'Espine).

Traitement du bruit de galop droit. — Par suite du caractère de trouble dynamique qu'affecte le plus

---

1. HENOCH. Handbuch der Kinderkrankeiten. (*Leçons cliniques sur les maladies des enfants,* trad. Hendrix, Paris, 1885.)

2. BARTELS. Les maladies des reins, trad. par Edelmann. *Note de Lépine,* Paris, 1884.

souvent le bruit de galop droit, c'est à la *cause* même qui engendre le réflexe sur le cœur que la thérapeutique doit s'adresser.

Non seulement, dans ces circonstances, il n'y a pas d'indication thérapeutique particulière, mais toute médication dirigée exclusivement dans ce sens ferait fausse route, inutile ou dangereuse qu'elle serait. La digitale ne sera prescrite qu'avec ménagement et discrétion.

Lorsque le bruit de galop ressortit à une affection gastro-intestinale, on le voit peu à peu disparaitre à mesure que par les moyens appropriés, désinfections gastro-intestinales, lavages, évacuants, régime alimentaire, aboutissent à l'amendement ou la guérison de la maladie causale. Chez les dyspeptiques on se trouvera bien de l'emploi de l'eau chloroformée. De faibles doses d'éther sous forme de perles amélioreront les malades atteints d'affections hépatiques. Dans les troubles intestinaux, la thériaque agira comme un vrai pansement, par suite du mélange intime de l'opium avec des substances diverses (Potain).

Toutefois la persistance du rythme pathologique peut au point de vue du traitement nous guider, nous indiquer que nous sommes encore en deçà de l'effet à obtenir.

On ne négligera pas de calmer l'irritabilité nerveuse; le bromure, le bromhydrate d'ammoniaque en lavement, 1 gramme en deux fois dans un quart de lavement (Potain), la valériane, rempliront cette seconde indication.

Toutefois la signification un peu différente et la plus grande gravité du pronostic dans certaines catégories de rythme de galop droit, galop de débilité cardiaque, galop de l'asphyxie, dictent des indications thérapeutiques un peu autres, dont la principale consiste à restituer au myocarde sa force contractile par les médicaments dits toniques du cœur.

B. — DÉDOUBLEMENT.

1° Dédoublement du premier bruit.

Des deux bruits du cœur, le premier[1] est celui qui se dédouble le moins souvent. C'est peut-être aussi le dédoublement qui demande le plus d'attention pour ne pas passer inaperçu, pour peu qu'il ne soit pas très marqué. La raison en est dans la nature même de ce ton, dans son timbre, dans son caractère de claquement beaucoup moins frappé que le second bruit du cœur.

Étude clinique. — Lorsque les circonstances favorables à sa production existent, le premier bruit, au lieu de s'entendre tout d'une venue, se fait en deux fois, comme s'il subissait une reprise vers son milieu ; entre la première partie du bruit dédoublé et la seconde il ne s'intervalle aucune pause, il y a continuité parfaite entre elles, il y a aussi plus ou moins égalité et similitude de timbre.

Après un petit silence, souvent bien raccourci,

---

1. Colucci. Sulla partizione del primo tono cardico. (*Osservatore*, Torino, 1890, XLI, p. 245-67.)

claque le second bruit normal et la même cadence se reproduit.

Du côté de l'aorte le second ton fortement claqué donne la preuve de l'hypertension artérielle; même démonstration par le pouls, qui est plein, fort, résistant au doigt.

Mécanisme. — Dans l'artério-sclérose et dans les maladies où la tension artérielle est augmentée, le dédoublement du premier temps peut être attribué[1] à un mécanisme analogue à celui du bruit de galop méso-systolique, avec lequel il ne se confond pas cependant, ce dernier s'accompagnant d'hypotension. L'obstacle que doit surmonter le ventricule gauche pour ouvrir les valvulves sigmoïde, aortique, ne peut être vaincu en un seul effort systolique; la *contraction ventriculaire* se fait *en deux temps*.

Faute de tracé cardiographique pour appuyer le bien fondé de ce mécanisme, les sphygmogrammes apportent leur contingent de preuves à cette explication. Le prolongement de la systole se marque par la longueur et l'obliquité de la ligne d'ascension, terminée par un ressaut qui pourrait faire croire au crochet de l'insuffisance aortique, tandis qu'il ne s'agit que d'un faux dicrotisme ascendant.

Cette résistance exagérée que le ventricule trouve dans l'ouverture des valvules sigmoïdes de l'aorte met en relief les deux périodes dont se compose la systole.

La première phase, dite de fermeture, s'allonge à

---

1. H. HUCHARD. *Traité clinique*, p. 69.

gauche, puisque l'obstacle à vaincre résiste plus qu'à droite. Le premier bruit gauche subit un allongement semblable et par conséquent n'est plus exactement recouvert par le droit.

On pourrait croire qu'à cette période de fermeture prolongée devrait coïncider un raccourcissement de la phase d'écoulement, de sorte que le second bruit se dédoublerait aussi par claquement hâtif des valvules sigmoïdes gauches soumises à une plus forte pression sur leur face supérieure. Cette éventualité ne se produit guère, par suite d'une espèce de compensation réciproque des deux phases systoliques ; au retard de la première correspond une avance équivalente de la seconde, de façon que le synchronisme, une fois troublé, réapparaît la seconde fois.

L'éventualité contraire a cependant été signalée : on a publié des observations avec quatre bruits, mais à une époque où l'on pouvait peu tirer parti de tels phénomènes.

Valeur séméiologique. — Les auteurs nous renseignent peu sur les affections qui comportent le dédoublement du premier temps parmi leurs signes.

On le rencontrerait dans l'artério-sclérose et dans l'angine de poitrine (Huchard).

2° Dédoublement du second bruit.

C'est Bouillaud qui le premier a signalé le dédoublement du second bruit cardiaque et en particulier sa coïncidence avec le rétrécissement mitral. Il décrivit le phénomène sous le nom imaginé de *bruit de rappel*.

Cette dénomination n'a peut-être pas toute l'exactitude musicale voulue; aussi M. Peter[1], faisant remarquer que le rythme du rappel du tambour se compose de deux noires et d'une blanche, propose-t-il le nom de bruit de dactyle. Cette débaptisation correspond mieux au phénomène acoustique formé par une longue et deux brèves.

Étude clinique. — En effet, lorsqu'on ausculte un cœur dont le second bruit est dédoublé, on perçoit le premier bruit, soit normal, soit plus ou moins altéré, occupant une durée soit égale, soit plus longue que la normale. Après un petit silence rapide, se succèdent les deux parties du ton dédoublé, sans intervalle entre elles, comme imbriquées l'une sur l'autre. Chacune des composantes ne dure pas autant qu'un second bruit normal; mais, sauf exception, tous les autres caractères, force, timbre, s'écartent peu du claquement physiologique.

A côté du dédoublement nettement dessiné doivent prendre place des états intermédiaires dont l'oreille saisit les nuances et que l'on note d'ordinaire sous le nom de tendance au dédoublement du second temps. Par l'observation du malade à des intervalles suffisamment rapprochés ou même pendant une suite de jours non interrompue, on assiste à toutes ces gradations du phénomène; d'abord tendance au dédoublement, simple ébauche, puis dédoublement

---

1. M. PETER. *Traité clinique et pratique des maladies du cœur et de la crosse de l'aorte*, J.-B. Baillière et fils, 1883, p. 34.

parfaitement accentué; enfin, si le trouble cardio-vasculaire n'a que le caractère transitoire, dédoublement simplement esquissé et disparition.

Tous ces détails d'auscultation nous les avons déjà vus lorsqu'il s'est agi des dédoublements physiologiques; les phénomènes normaux et les pathologiques sembleraient donc avoir une très grande analogie.

Un point très important les distingue manifestement : les bruits à l'état physiologique sont dédoublés sous l'influence de la respiration ; ils ne le sont donc pas à chaque révolution cardiaque, puisque pour seize respirations, il a environ soixante-seize révolutions cardiaques; les dédoublements physiologiques ne sont donc que passagers, intermittents ; les pathologiques sont constants, accompagnent chaque pulsation cardiaque.

Le claquement plus accentué, parcheminé, au niveau des sigmoïdes pulmonaires, la petitesse du pouls, démontrent cliniquement l'exagération de la pression dans l'artère pulmonaire.

Reproduction des différences de pression à l'aide du schéma de Basch.

Ces différences de pression dans les divers départements du système circulatoire sont déjà bien mises en évidence par l'observation clinique. Il est plus difficile de réaliser expérimentalement les mêmes conditions; on peut cependant les rendre visibles à l'aide d'un appareil représentant la circulation et

principalement celui qu'a imaginé M. S. von Basch [1]
(fig. 22), qui mesure la tension sanguine dans l'aorte,
dans l'oreillette gauche, dans l'artère pulmonaire,
dans l'oreillette droite. On ne peut, il est vrai, attribuer à une telle machine que la valeur d'un appareil
de démonstration; mais le schéma de la circulation
de M. Marey, dont il s'inspire, a rendu de tels services à l'étude de la circulation, qu'on peut, par
comparaison, juger le modèle construit sous la direc-
tion du professeur viennois.

Les deux oreillettes sont figurées par deux cylin-
dres en verre, reliés chacun à un manomètre par un
conduit.

Le jeu des valvules auriculo-ventriculaires s'obtient
à l'aide d'un dispositif comprenant, 1° un robinet
qui permet de créer un rétrécissement, 2° d'une
soupape, pour le fonctionnement normal; 3° entre
ces deux pièces part un conduit muni d'un robinet.
Ce diverticule va de la partie de l'appareil, faisant
office d'oreillette, à celle qui représente le ventricule
et aide à simuler une insuffisance de la valvule
auriculo-ventriculaire.

La partie contractile des ventricules est formée par
une poche de caoutchouc (partie noire de la figure)
placée dans un récipient en verre, qui permet la
communication avec l'oreillette et les réservoirs
situés au bas. Lorsque la machinerie comprime
ce dernier, la compression se fait sentir sur les
poches ventriculaires en caoutchouc et met le li-

1. S. von Basch. *Allgemeine Physiologie und Pathologie des
Kreislaufes*, Wien, 1892, p. 7.

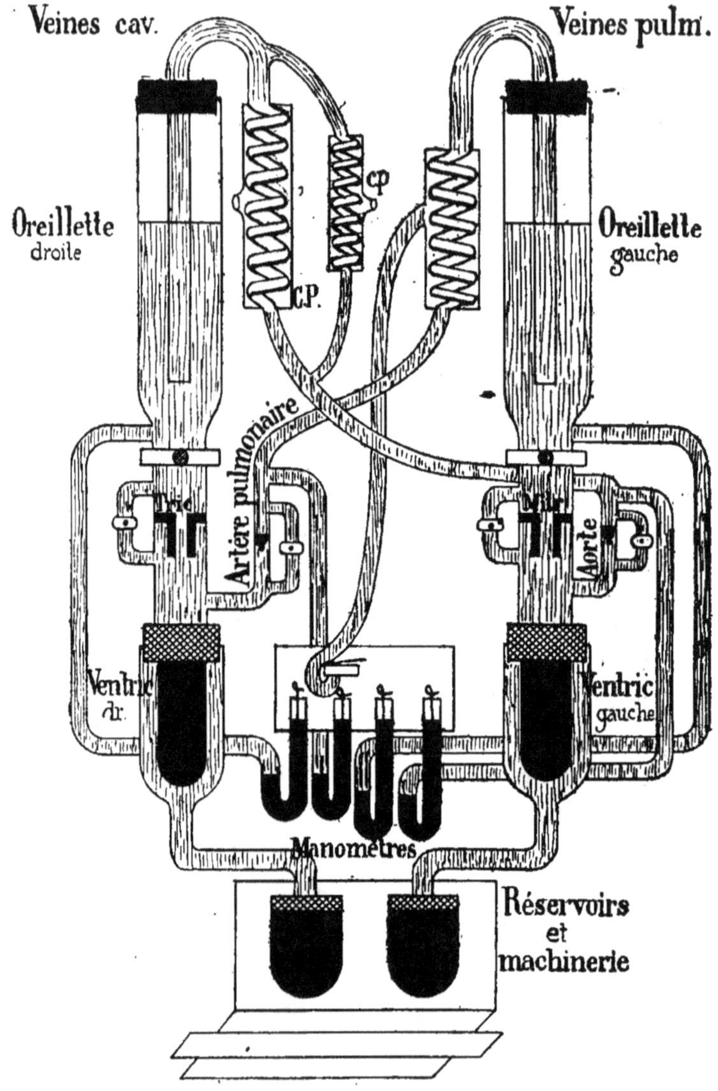

Fig. 23. — Schéma de la circulation pour l'étude des pressions de M. le Professeur von Basch.

quide en mouvement, à l'instar du fonctionnement physiologique.

De chacun des ventricules, droit et gauche, part un tube, tenant lieu réciproquement d'artère pulmonaire et d'aorte, muni d'un diverticule pour faire l'insuffisance, et relié à un manomètre enregistreur.

Le tube figuratif de l'artère pulmonaire débouche dans un appareil spiral qui fait office de poumon (P) et aboutit à l'oreillette gauche (veines pulmonaires), celui qui remplace l'aorte pénètre dans un système de deux spirales, pour imiter la circulation périphérique, le grand appareil lorsqu'il y a pression modérée, le petit lorsqu'il y a pression forte.

De ces appareils, part une voie de communication qui simule à droite les veines caves, à gauche les veines pulmonaires.

Le schéma, mis en mouvement grâce à une machine à vapeur, permet de reproduire presque toutes les conditions normales ou pathologiques de la circulation et les manomètres transcrivent les variations de la pression dans les différents départements du système circulatoire.

Lorsqu'on crée un rétrécissement mitral [1], le tracé fourni par les manomètres démontre que la pression aortique baisse, tandis qu'elle augmente dans l'oreillette gauche et que le volume du poumon s'accroît. Pendant ce temps, la pression descend dans l'oreillette droite.

La pression artérielle baisse parce que le ventri-

---

1. Von Basch. *Ibidem*, p. 125.

cule gauche se remplit moins ; le sang retenu dans l'oreillette gauche, qui n'a plus un dégagement suffisant, élève la pression intérieure dans cette cavité.

De cette réplétion exagérée de l'oreillette gauche découle la dilatation des veines pulmonaires et du poumon lui-même, d'où élévation de la pression dans l'artère pulmonaire.

L'abaissement de la pression artérielle a comme conséquence mécanique l'abaissement de la pression dans les veines et dans l'oreillette droite.

Ces résultats que démontre le schéma, l'expérimentation sur l'animal les vérifient. C'est ce qui a lieu si l'on crée un rétrécissement mitral à l'aide d'une sonde terminée par une ampoule qu'on conduit par l'auricule jusque sur la valvule dont elle rétrécit la lumière.

Mécanisme. — Pour les uns, l'augmentation de la pression sanguine dans l'artère pulmonaire provoquerait la *fermeture anticipée des valvules sigmoïdes* de cette artère.

Cet ordre dans l'occlusion des valvules sigmoïdes, d'abord des pulmonaires, puis des aortiques, pourrait trouver, d'après M. *Peter* [1], une autre explication. Le ventricule droit, dont l'orifice auriculo-ventriculaire a son diamètre normal, se remplit et se vide facilement ; les sigmoïdes pulmonaires se rabattent donc plus tôt, tandis que le ventricule gauche, dont la communication avec son oreillette est rétrécie, se remplit et se vide plus lentement ; par conséquent, la

---

1. M. PETER. *Traité clinique et pratique des maladies du cœur,* 1883, p. 499.

chute des valvules sigmoïdes de l'aorte retarde sur celle des sigmoïdes pulmonaires.

M. *Potain* interprète tout contrairement le dédoublement du second bruit; pour lui la première partie de ce dédoublement appartient au *claquement plus hâtif des sigmoïdes aortiques* et non à celui des sigmoïdes pulmonaires. L'auscultation attentive de l'aire d'auscultation respective de l'aorte ou de la pulmonaire permettrait de se rendre témoin de cette réalité. Cette constatation n'a pas paru évidente à tous les auteurs, à M. *Peter* et M. *Duroziez*[1] entre autres.

Au moment de la diastole, le ventricule par son relâchement produit une aspiration qui se fait sentir plus fortement à gauche, sur les sigmoïdes aortiques, qu'à droite, sur les pulmonaires, par suite de l'obstacle que le sang rencontre à pénétrer par l'orifice rétréci de la valvule mitrale et à répondre à l'aspiration pratiquée par le ventricule.

Quoi qu'il en soit, le dédoublement du second bruit signifie, d'après M. Dehio[2], l'élévation de la pression dans la petite circulation ou une *insuffisance du ventricule droit*. Chacun des deux phénomènes aboutit au retard des sigmoïdes pulmonaires sur les aortiques; la pression exagérée dans l'artère pulmonaire, comme la faiblesse du ventricule droit, font durer la systole ventriculaire plus longtemps à droite qu'à gauche.

---

1. Duroziez. *Traité clinique*, p. 262.
2. K. Dehio. Die Entstehung und Bedeutung des gespaltenen zweiten Herztones. (*St Petersbg. med. Wochenschrift*, 1891, N. F., VIII, p. 279-285.)

Valeur séméiologique. — Nous avons vu les conditions nécessaires au dédoublement du second temps. Elles sont surtout remplies par le rétrécissement mitral.

Mais en dehors de cette lésion orificielle, le cœur peut subir le contre-coup de l'excès de pression pulmonaire ou de l'insuffisance du ventricule droit. C'est le cas dans les *affections chroniques du poumon*, au moment des poussées inflammatoires ou congestives, dans les *myocardites chroniques* par artério-sclérose à la phase d'hypotension artérielle, ou lors de complications pulmonaires ou autres, venant mettre le cœur en état d'insuffisance myocardique.

Dans la *péricardite*, l'inflammation de la séreuse retentit sur le tissu sous-jacent, dont elle provoque la paralysie.

Dans l'empoisonnement par l'aconit, Gubler a décrit sous le nom de *bruit de caille* le dédoublement produit par cette substance.

Mais le dédoublement du second bruit possède une telle valeur dans le *rétrécissement mitral* que, pour quelques auteurs, il est absolument pathognomonique. Entendre d'une façon constante un second bruit qui se répète, sans autre signe en plus, signifie rétrécissement auriculo-ventriculaire gauche (Huchard, Peter, Potain).

Malgré tout, M. Duroziez préfère avant de se ranger à ce diagnostic la présence d'un des autres signes propres à cette affection.

II. — RYTHMES A PLUS DE TROIS BRUITS.

1° Rythme mitral ou de Duroziez.

Ce rythme se compose d'un nombre assez grand de phénomènes sonores.

Le dédoublement du second bruit, déjà si caractéristique du rétrécissement mitral, ne peut passer sans évoquer immédiatement l'ensemble des modifications complexes de rythme et de timbre absolument pathognomonique de ce même rétrécissement.

Parler d'un seul des signes sans ses compagnons habituels, de la partie sans le tout, dans un livre de séméiologie cardiaque, semblerait une lacune. C'est pourquoi, au risque d'enfreindre un peu la règle que nous nous sommes posée, de ne pas mettre en ligne de compte dans les rythmes pathologiques des bruits du cœur les modifications de timbre, nous décrirons le rythme mitral en tête des changements dans le nombre des bruits.

S'il fallait nous excuser de cette légère infraction à notre principe de classification, nous argüerions que les bruits multiples du rétrécissement mitral n'ont pas le plus souvent le caractère de souffle, mais celui de roulement.

Le rythme mitral, qu'avec justice on peut appeler *rythme de Duroziez*[1], parce que cet auteur l'a réelle-

---

1. Duroziez. Du rythme pathognomonique du rétrécissement mitral. (*Archives générales de médecine*, 1862.) — Réponse à Beau à propos du rétrécissement mitral. (*Gazette hebdomadaire*, 1862.) —

ment mis au jour, comprend, quand il est complet, une série de sons successifs que traduit bien l'ano-matopée Ffout tata roû.

« Lorsqu'on pratique l'auscultation du cœur, un doigt sur la radiale pour prendre un point de repère, on entend un râpement présystolique, terminé par le premier claquement éclatant (Ffout), puis le dé-doublement du deuxième claquement (tata), puis le roulement, le grondement diastolique (roû) qui peut être séparé par un silence du coup de râpe présysto-lique suivant ou le rejoindre[1]. »

Ce rythme correspond au rétrécissement mitral pur; il est absolument pathognomonique.

Mécanisme. — Pour expliquer cette succession de bruit divers, prenons-les chacun en particulier.

Le dédoublement du second temps a reçu précé-demment son explication; restent le râpement pré-systolique et le roulement diastolique.

La théorie la plus simple et assez généralement

Du roulement diastolique du rétrécissement mitral. (*Bulletin de la Société de médecine de Paris*, 1877, et *Union médicale*, 1877.) — Rétrécissement mitral pur. (*Archives générales de médecine*, 1877.) — Rétrécissement mitral pur, aphasie, hémiplégie droite, sexe féminin. (*Bulletin de la Société de médecine de Paris*, 1877. *Union médicale*, 1877.) — Du bruit de roulement au deuxième temps comme signe de rétrécissement mitral. (*Bulletin de la Société de médecine*, Paris, 1880. *Union médicale*, 1880.) — Rétrécissement mitral et intoxication saturnine. (*Bulletin de la Société de médecine de Paris*, 1885. *Union médicale*, 1885.) — Rétrécissement mitral pur. Étiologie. (*Bulletin de la Société médicale de Paris*, 1886-1887. *Union médicale*, 1886-1887.) — Pronostic du rétrécissement mitral pur ou compliqué au-dessus de cinquante ans. (*Bulletin de la Société médicale de Paris*, 1883. *Union médicale*, 1883.)

1. P. Duroziez. *Traité clinique des maladies du cœur.* Paris, 1891, p. 478.

adoptée, met ces deux bruits sur le compte de l'hypertrophie de l'oreillette droite, qui pousse le sang avec plus d'énergie dans l'orifice mitral rétréci.

A l'état normal le ventricule se remplit d'abord sans contraction de la part de l'oreillette; ce n'est qu'à la fin, pour chasser les dernières gouttes de sang, que l'oreillette entre en jeu. Mais aussi bien dans la première que dans la seconde phase, aucun bruit ne se produit. Il n'en est plus de même dans le rétrécissement mitral, l'oreillette est contrainte de se contracter tout le temps; de plus, le sang passe dans une filière plus étroite, parfois hérissée d'aspérités. C'est dans ces conditions que naissent les ondes sonores, que traduisent à la main les vibrations du frémissement cataire.

Mais l'explication du bruit présystolique a soulevé quelques controverses, reprises dans un article récent de MM. Fenwick et Overend[1].

La cause de ce bruit serait pour M. Sitra[2] la collision des segments de la valvule mitrale par le sang au niveau des surfaces au lieu des bords; tandis que M. Broadbent[3] le met sur le compte des parois du ventricule gauche, par suite de la distension de la cavité et de son absence de résistance au commencement de la systole. M. Dickinson[4] reporte le bruit

1. W. Soltau Fenwich and Walker Overend. The production of the first cardiac sound in mitral stenosis. (*American Journal of the medical sciences.* Philadelphia, février 1893, vol. CV, n° 2, n° 250, p. 123 et suivantes.)

2. Hayden. *Disease of heart und aorta*, 1875, p. 908.

3. Broadbent. *Journal of the medical sciences*, 1886, p. 68.

4. Dickinson. On the presystolic murmur. (*Lancet*, octobre 1887.)

sur la systole et admet que le bruit terminal du roulement présystolique appartient à la fermeture de la valvule mitrale. A toutes ces théories s'en ajoutent encore d'autres, qui tendent à reculer aussi ce bruit présystolique dans la systole, mais à le placer sous la dépendance de la valvule tricuspide. C'est l'opinion de M. Akland[1], Cantalamessa[2], Strümpel[3] et des auteurs américains dont nous résumons le travail.

Pour eux, le murmure présystolique apparaît dans la première partie de la systole ventriculaire, comme le démontrerait l'inscription avec repérage de l'auscultation.

Il appartient au ventricule droit, parce que son maximum se trouve à droite; il cesserait avec l'apparition d'une insuffisance tricuspidienne.

A ces bruits déjà nombreux peut parfois s'en ajouter un par le claquement d'ouverture de la valvulve mitrale (Potain). Il se distingue de la dernière partie du dédoublement du 2e bruit par sa perception à la pointe et non à la base.

Bruits systoliques en écho.

Sous le nom de *bruits systoliques en écho* M. H. Huchard[4] a décrit un phénomène assez rare, puisqu'il ne l'aurait constaté que trois fois, dans la forme

1. Akland. *Lancet*, 20 et 27 juillet 1889.
2. Cantalamessa. *La riforma medica*, 5 mai 1891.
3. Strümpell. *Text-book of Medicine*, p. 267.
4. H. Huchard. *Traité clinique des maladies du cœur et des vaisseaux*, 2e édit., 1893, II, p. 315.

cardio-bulbaire de l'artério-sclérose-cardiaque (maladie de Stokes-Adam).

Au moment de la systole, l'oreille qui ausculte entend un premier bruit à la pointe suffisamment bien frappé et à sa suite un ou deux autres bruits sourds et lointains; pendant ce temps, le doigt qui explore l'artère ne ressent qu'une pulsation correspondant au seul premier bruit perçu.

Mécanisme. — On peut interpréter ces bruits comme des systoles avortées ou une *systole en plusieurs temps.*

Dans un cas analogue M. Chauveau[1] a pu, à l'aide du cardiographe, montrer qu'à une seule ascension systolique correspondaient plusieurs ressauts indiquant plusieurs contractions de l'oreillette. Pour 24 systoles ventriculaires on comptait 65 contractions auriculaires.

Dans ce cas on pourrait faire rentrer les bruits systoliques en écho dans les rythmes à un seul bruit.

Cette rareté des contractions ventriculaires par rapport à celles des oreillettes a de nouveau été bien mise en évidence par MM. Bureau et Vaquez[2].

Valeur séméiologique. — Ce n'est guère que dans la forme cardio-bubaire de l'artériosclérose qu'ona rencontré ce rythme (*voy.* p. 74).

1. Chauveau. *Lyon médical*, 1889.
2. Bureau et Vaquez. Pouls lent permanent. (*Société de biologie*, 11 février 1895.)

III RYTHMES AVEC DIMINUTION DU NOMBRE DES BRUITS

I. — **Rythmes à un bruit**.

a. — *Disparition du premier bruit.*

Étude clinique. — De même qu'il se dédouble moins fréquemment que le second bruit, le premier bruit s'éteint aussi plus rarement. Lorsque le cœur faiblit, le ton du premier temps commence avant le second à diminuer d'intensité, mais il s'arrête sur le chemin de la disparition avant le second. Cependant il est des cas où son extinction a lieu (Stokes, Desnos et Huchard, Picot).

Mécanisme. — Cette absence de premier bruit ne s'explique que par l'affaiblissement extrême de la contractilité.

Valeur séméiologique. — Il faut, pour qu'on observe une absence complète du premier bruit, une altération profonde du myocarde. On assiste en général à la diminution progressive du ton, qui arrive à n'être plus perceptible. C'est le cas dans le typhus (Stokes), dans la *myocardite variolique*[1] et dans tous les *états graves*, comme dans la myocardite typhique (Picot[2]).

---

1. L. DESNOS et H. HUCHARD. *Des complications cardiaques dans la variole et notamment de la myocardite varioleuse.* Paris, Delahaye, 1871.

2. *Semaine médicale,* 7 février 1894.

b. — *Disparition du second bruit.*

Étude clinique. — Il peut arriver que l'oreille appliquée sur la région cardiaque ne perçoive plus que le premier bruit, lui-même plus ou moins affaibli; le second bruit a totalement disparu.

Le phénomène n'avait pas échappé à Stokes[1], qui l'a signalé un des premiers dans le typhus exanthématique; plus récemment MM. Bucquoy et Marfan[2] l'ont étudié en détail.

Lorsque ce n'est pas par hasard qu'on est appelé près du malade et qu'on le suit depuis un certain temps, on a pu en général assister à la disparition progressive du phénomène sonore à la suite de phases transitoires dont l'absence complète ne représente que l'aboutissant.

C'est d'abord le premier bruit qui s'affaiblit, puis premier et second bruits ne se différenciant plus, prennent le rythme fœtal; ils perdent ensuite l'un et l'autre toute netteté, enfin le premier seul persiste.

Tous ces états intermédiaires ont leur intérêt et leur valeur, mais aucun, sauf le rythme fœtal, n'a la précision du rythme à un seul bruit.

Du reste, ce rythme, qui mérite qu'on s'y arrête, n'est lui-même qu'un intermédiaire, puisqu'il peut

---

1. STOKES. *Loc. cit.*, p. 383.
2. BUCQUOY et MARFAN. Étude sémiologique du second bruit du cœur. (*Revue de médecine*, t. VIII, 1888, p. 857. Affaiblissement et disparition au second bruit, p. 860 et suiv.).

mener à l'extinction complète des deux bruits, au silence du cœur, terme ultime avant l'arrêt de l'organe.

Les circonstances cliniques qui l'accompagnent peuvent avoir quelque importance pour nous renseigner sur l'état de la contractilité cardiaque; mais elles n'ont pas la valeur de la disparition du second bruit. L'affaiblissement du choc de la pointe, l'accélération du pouls et son dicrotisme, quoique phénomènes de même ordre, ne sont que des indices.

Le second bruit ne disparaît que dans les cas d'affaiblissement extrême de l'énergie cardiaque.

Mécanisme. — Sous l'influence de la diminution de contractilité du myocarde, les cavités du cœur se vident mal, les systoles se font incomplètement. A ce défaut d'évacuation, et comme conséquence, se joint la *baisse de la pression aussi bien dans l'artère pulmonaire que dans l'aorte.* Les valvules sigmoïdes de l'un et l'autre vaisseau ne reçoivent du sang qu'une poussée rétrograde insignifiante pour les faire claquer; de plus, leur chute est amortie par l'encombrement des ventricules mal vidés de leur contenu, qui fait l'office d'étouffoir et qui ne font plus aspiration.

Dans ces conditions, la fermeture ne donne naissance à aucune vibration sonore perceptible par l'oreille et le second bruit n'existe pas.

Pathogénie. — Un trouble aussi profond apporté dans le fonctionnement du cœur traduit une atteinte profonde de la fibre musculaire cardiaque. En fait on trouve à l'autopsie des lésions de myocardite parfois très accentuées.

Cette inflammation dégénérative elle-même résulte le plus souvent de *l'action toxique* inhérente aux fièvres graves.

A côté des *altérations de la fibre cardiaque*, on peut mettre aussi en ligne de compte les *troubles de l'innervation* de l'organe. L'origine des phénomènes reste la même, le mécanisme ne varie pas, mais l'intermédiaire entre les troubles de contraction et la toxémie est fourni par le système nerveux. L'action des toxines sur le bulbe aboutit à la paralysie du vague.

Il faut bien dire qu'il est difficile de faire la part qui revient à la dégénérescence du myocarde et celle qui n'appartient qu'à la paralysie du vague. A côté de cas plus ou moins nets, se présentent ceux où l'influence des deux causes ne peut être dissociée.

Pronostic. — L'existence de la lésion, résultat de l'infection, fait prévoir l'inexorabilité presque fatale du pronostic. La disparition du second bruit annonce la mort à brève échéance.

Valeur séméiologique. — Aucune des fièvres graves n'est à l'abri d'une telle éventualité, mais c'est surtout dans la *fièvre typhoïde* que la myocardite aboutit à des lésions aussi irrémédiables ou à une intoxication aussi profonde. Dans le typhus exanthématique, Stokes, comme nous l'avons vu, avait signalé le phénomène.

Dans le stade algide du *choléra* asiatique, Griesinger[1] a fait remarquer la possibilité de l'extinction du

1. GRIESINGER. *Traité des maladies infectieuses*, traduction Valley, p. 664.

13

second bruit. Le premier bruit comme le second commencent par s'affaiblir, bientôt ce dernier cesse de se faire sentir à la pointe, quoique encore perceptible à la base, puis il ne se fait plus entendre du tout; quelquefois il se produit, dans les mêmes circonstances, un souffle systolique.

Même rythme dans des états analogues comme *l'étranglement herniaire* par suite de la septicémie intestinale (Humbert).

Tant que le second bruit ne faiblit pas trop, la situation reste tolérable; dès qu'il disparaît, l'issue fatale est proche. Le second bruit constitue, comme y insiste M. Bucquoy dans son travail, le meilleur indice de la contractilité cardiaque. Lorsqu'après avoir perdu de sa netteté il commence à s'accentuer, on peut affirmer l'entrée en convalescence du malade.

Il serait possible, comme M. Bucquoy le rapporte d'après Hope[1], Todd et Stokes, que le second bruit disparût dans la *compression du cœur*, ce qui aurait lieu dans le cas d'anévrisme situé en arrière de ce viscère.

Le second bruit pourrait s'éteindre chez les *vieillards* (Stokes, G. Sée[2]) par suite du manque d'élasticité des parois aortiques. M. Bucquoy fait remarquer la rareté du phénomène et cette particularité

---

1. HOPE. *Diseases of the heart*, 1849. London, p. 424. — STOKES. *Loc. cit.*, p. 555.

2. STOKES. *Loc. cit.*, p. 383. — G. SÉE. *Diagnostic et traitement des maladies du cœur et en particulier de leurs formes anormales*, 2ᵉ édition, p. 114.

que la disparition n'a lieu qu'au niveau de la pointe, dans l'aire des bruits mitraux et non à la base. A ce siège les deux bruits se perçoivent tous deux, quoique affaiblis tous deux, mais il n'en manque aucun.

Du reste, en dehors de la fièvre typhoïde et des fièvres graves, la valeur pronostique de ce rythme à un bruit perd de sa signification.

Traitement. — La disparition du second bruit jette une note si sombre sur la situation du malade, que la thérapeutique doit s'avouer bien impuissante. On est en droit de ne rien espérer, ni de ne faire rien espérer à l'entourage ; on n'en doit pas moins agir médicalement comme si l'on espérait.

L'indication capitale à remplir est de combattre l'adynamie cardiaque par tous les moyens possibles ; les plus énergiques et les plus prompts seront les meilleurs. La situation, plus critique ici que dans l'embryocardie, nous dictera d'user des médicaments les plus actifs que nous avons indiqués à propos du rythme fœtal des bruits du cœur ; aussi renvoyons-nous au chapitre qui contient les détails de son traitement.

II. — Silence du cœur.

Étude clinique. — Le cœur peut-il, sans cesser de battre, cesser de produire ses vibrations sonores ? En un mot, le cœur peut-il continuer à se mouvoir tout en restant silencieux ?

Que pendant les longues pauses que fait le cœur dans la syncope, que pendant la longue intermittence de la mort apparente, le cœur ne donne à l'oreille aucune sensation auditive, rien de plus logique. L'organe en repos ne peut produire les bruits intimement liés à sa contraction. On invoque comme la meilleure preuve que son silence ne dépendrait que de son inaction dans la syncope, par exemple, l'apparition à intervalles très éloignés de bruits perceptibles, faibles, il est vrai, ou même d'un seul bruit qui vient rompre la diastole prolongée de l'organe et affirme une systole, de force variable, quelquefois infime, mais systole, malgré tout.

Cette question de l'arrêt plus ou moins prolongé du cœur dans la syncope a toujours donné lieu à des discussions. Quelques auteurs font remarquer[1] la persistance d'une circulation quelque réduite, quelque languissante qu'elle soit, et se croient autorisés à mettre cette progression insensible du sang dans le système circulatoire sur le compte d'une contraction fibrillaire, imperceptible, du centre cardiaque, suffisante pour entretenir cette ébauche de circulation, mais incapable de provoquer aucune vibration sonore, perceptible pour l'oreille la plus affinée.

Il n'y a pas à mettre en doute la possibilité qu'a le cœur de se contracter sans émettre aucun bruit. M. Tourdes[2] signale à l'appui de cette opinion les deux faits suivants : 1° lorsque l'on ouvre le thorax

---

1. Émile Bertin-Sans. Article Syncope. *Dictionnaire encyclopédique des sciences médicales*, 3ᵉ série, t. XIV.

2. Tourdes. Article Mort (médecine légale). *Dictionnaire encyclopédique des sciences médicales*, 1876, 2ᵉ série, t. IX, p. 664.

d'un lapin anesthésié, il arrive un moment où l'auscultation ne permet plus d'entendre aucun bruit et cependant l'on a sous les yeux le cœur qui continue à battre quelque temps ; 2ᵉ une heure après la décapitation, l'oreillette droite se contracte encore toutes les deux ou trois secondes, le ventricule droit fait une systole, toutes les cinq ou six systoles auriculaires; l'auscultation reste cependant muette.

Il résulte de tout ceci que, silence du cœur même prolongé ne signifie pas forcément mort réelle comme le voulait trop absolument Bouchut[1], mais qu'il n'est souvent que l'indice de la mort apparente ou de la syncope.

En dehors de ces états particuliers peut-on observer le silence du cœur? Si l'on veut parler du silence réel, absolu, la réponse ne fait aucun doute et la question se résout par la négative. Mais il en est tout autrement si l'on entend le silence relatif, c'est-à-dire l'affaiblissement extrême des bruits du cœur ou plutôt du seul bruit persistant.

Dans l'affaiblissement progressif de la contractilité cardiaque, comme l'a bien montré M. Rigal[2], on assiste d'abord à l'affaiblissement des deux claquements, principalement du premier; bientôt l'un des deux bruits, surtout le second, disparait, enfin le premier bruit s'affaiblit, parfois au point qu'il est à

---

1. Bouchut. *Traité des signes de la mort et des moyens de prévenir les enterrements précipités*, Paris, 1849.

2. Rigal. De l'affaiblissement du cœur et des vaisseaux dans les maladies cardiaques. (*Thèse*, Paris 1866.)

peine perceptible. Lorsque le collapsus cardiaque atteint ce degré, on se demande si la sensation recueillie par l'oreille, n'est pas plutôt tactile qu'auditive. Les auteurs anglais, pour désigner ces sortes de contractions cardiaques qui semblent ne plus faire qu'effleurer le thorax, emploient l'expression très imagée de *flutterings*, battements d'ailes, qui peint merveilleusement le phénomène.

Mécanisme. — Tous ces préliminaires dispensent de se lancer dans de longues considérations sur le mécanisme qui aboutit au silence, soit relatif, soit absolu du cœur. La cause de cette aphonie cardiaque plus ou moins accentuée réside entièrement dans une *contraction* si *réduite*, qu'on l'a niée pour certains faits, ceux qui comportent le silence absolu; c'est dire qu'elle s'accorde avec une fonction qui s'éteint; c'est dire la gravité pronostique qui s'attache à sa constatation. Dans le silence préagonique il y aurait disparition des bruits ventriculaires par absence de systoles ventriculaires, les systoles auriculaires persistant (Potain, Huchard).

Valeur séméiologique. — Aussi ne rencontre-t-on ce phénomène qu'à la période ultime des lésions cardiaques ou des maladies graves; il indique le *collapsus* cardiaque et l'*agonie*.

C'est dans la myocardite aiguë, compliquant les maladies infectieuses, dans les dégénérescences profondes de l'organe central de la circulation qu'on l'observe le plus souvent.

Mais il peut apparaître, sans lésions cardiaques proprement dites, comme signe précurseur de la mort, dans toutes les maladies qui évoluent vers une terminaison fatale.

Traitement. — C'est celui de la débilité cardiaque extrême : excitations périphériques, révulsion sous toutes ses formes, toniques.

Coup d'œil d'ensemble sur les principaux rythmes des bruits du cœur.

Arrivé à la fin de cette étude, si nous jetons un coup d'œil général sur le chemin parcouru, nous constatons que les rythmes anormaux des bruits du cœur ont été de la part des médecins l'objet de deux sortes d'analyse.

D'un côté, l'examen du malade a permis avec l'aide de la seule auscultation et avec l'appui des autres méthodes d'observation pure, de découvrir un certain nombre de types morbides bien définis dans l'agencement réciproque des éléments de la révolution cardiaque et d'en déduire, par suite des circonstances concomitantes, la valeur pronostique. Les acquisitions faites par ce moyen simple ont commencé aussitôt après Laënnec ; nous en sommes redevables de beaucoup à Stokes ; c'est dire que beaucoup datent déjà de quelque temps ; d'autres sont encore toutes récentes. Au delà de la constatation des phénomènes, de leur classement et de leur importance, la méthode clinique ne pouvait aller sans se lancer dans les hypothèses. Elle s'y est lancée, cherchant dans la physiologie une base pour asseoir ses opinions. Mais le raisonnement et la logique ne suffisaient plus aux exigences de la science moderne, qui demande des preuves et non des mots. C'est dans cette voie que sont entrés les auteurs modernes en transportant chez l'homme les méthodes physiologiques employées chez les animaux et en interprétant les résultats trouvés chez ce dernier par analogie avec ceux qu'ils rencontrent chez les premiers. — Il y a encore trop peu de temps que cette manière plus scientifique est adoptée pour que toutes explications anciennes aient eu le temps d'être soumises à cette pierre de touche. Aussi ce côté représente le point faible.

Quel que soit l'état encore imparfait de nos connaissances, nous n'en pouvons pas moins tenter de grouper les principaux rythmes anormaux des bruits du cœur et de les classer dans un ordre qui corresponde à leur gravité pronostique.

Nous avons vu que chacune de ces modifications morbides correspond à une modalité spéciale dans le mécanisme de la révolution cardiaque. L'un quelconque de ces signes nous dévoile donc d'une façon précise l'état du dynamisme cardiaque, dégagé de toutes ses ambiances, au moment de l'observation, mais il ne va pas au delà. Ce n'est que par induction que nous arrivons au diagnostic de la maladie qui comprend tel rythme parmi ses manifestations.

C'est toujours la même loi biologique : un phénomène mécanique ne nous fournit qu'un renseignement sur l'état du mécanisme d'un organe, rien de plus. Supposons donc le diagnostic ignoré, impossible à faire, dans les circonstances actuelles, cette indication n'en sera pas moins précieuse. Nous ne saurons pas exactement ce qu'a notre malade, nous ne pourrons pas poser un diagnostic ferme, mais nous connaîtrons que ce qu'il a, est ou n'est pas grave, nous en saurons la cote exacte. Et ce pronostic, nous ne l'établirons pas de flair, sur une impression générale, mais scientifiquement à l'aide d'un de ces signes.

Si notre diagnostic a pu se poser, notre situation n'en sera que meilleure, puisque nous aurons résolu deux inconnues au lieu d'une seule. De toutes façons, nous retirerons toujours un bénéfice de connaître l'ordre dans lequel se rangent les rythmes anormaux des bruits du cœur d'après leur gravité pronostique. Ce classement résume tout ce qui est contenu dans les chapitres précédents. Quelque incomplète que puisse encore être aujourd'hui une telle tentative, elle n'en rendra pas moins de grands services pratiques.

Ordre d'après la gravité pronostique. — L'observation des malades montre souvent la succession ou l'alternance de certains rythmes des bruits du cœur. Au bruit de galop succède par exemple l'embryocardie; au contraire le bruit de galop peut venir s'intercaler entre les troubles asystoliques et le retour à l'état normal, avec passage fréquent par différentes modalités, et souvent par le dédoublement du second temps, ou bien encore le rythme fœtal des bruits du cœur se transforme en rythme à un bruit, par disparition du second bruit.

Ces phénomènes d'amélioration ou d'aggravation de l'état du cœur s'accompagnent souvent d'oscillations semblables dans le volume de l'organe, comme l'a montré M. G. Foubert[1]. On peut lire dans son travail des observations dans lesquelles l'augmentation de la matité cardiaque absolue, traduisant la dilatation, coïncide avec l'asystolie. Une matité moindre marque le bruit de galop, une moindre encore le retour à l'état normal. La surface de matité donne en quelque sorte la mesure du pronostic et indique l'ordre respectif qu'occupe dans cette hiérarchie tel ou tel des rythmes des bruits cardiaques.

A côté de ce signe, nous utiliserons, pour juger de la gravité, de toutes les circonstances qui se rencontrent habituellement en même temps que tel ou tel rythme, et principalement des modifications concomitantes survenues dans le système cardio-vasculaire, soit fonctionnellement, soit anatomiquement.

C'est à l'aide de toutes ces considérations que nous essaierons notre classification.

Un premier groupe de rythmes des bruits du cœur comprend ceux qui naissent sous l'influence d'un excès de pression dans un département du système circulatoire. Il vient en tête, parce qu'il ne renferme que des signes, par eux-mêmes d'une gravité pronostique modérée.

Le dédoublement du second bruit résulte d'un excès de pression dans le système pulmonaire, oreillette gauche, veine pulmonaire, artère pulmonaire, il n'implique nullement une lésion du myo-

1. GEORGES FOUBERT. Des variations passagères du volume du cœur. (*Thèse*, Paris, G. Steinheil, édit., 1887.)

CLASSIFICATION DES RYTHMES DES BRUITS DU CŒUR D'APRÈS LEUR GRAVITÉ PRONOSTIQUE

1° Par excès de pression dans un département du système circulatoire.

Dédoublement. . . du second bruit. / du premier bruit.

Bruit de galop. . droit. / gauche. . . . . sytolique. / diastolique.

2° Par hypertension artérielle et dilatation cardiaque.

Bruit de galop gauche présystolique.

3° Par hypotension artérielle et faiblesse cardiaque.

Embryocardie. . . dissociée. / tachycardique passagère, permanente.

Bruit de galop gauche méso-systolique.

Rythme de déclenchement.

Bruits systoliques en écho.

Disparition. . . . du second bruit. / du premier bruit.

Silence du cœur.

carde, même dans le rétrécissement mitral. Il peut du reste être simplement physiologique. Il signifie donc trouble de fonction, mais non lésion du myocarde.

Un excès de pression dans le système aortique correspond au dédoublement du premier temps, plus rarement observé, mais dont la signification ne va pas non plus au delà d'un trouble dynamique du cœur, mais il indique une lésion artérielle.

Du second plan, le rôle du cœur va petit à petit venir au premier.

Le bruit de galop droit traduit l'excès de pression dans le système pulmonaire avec dilatation du ventricule droit. Son origine soit réflexe pure, soit toxémique, n'entraîne pas de conséquences d'une grande sévérité, puisque le myocarde n'a pas subi d'altération organique ; sa paroi a seulement perdu sa tonicité.

Il n'en est déjà pas absolument ainsi pour le bruit de galop, soit systolique (D'Espine), soit franchement diastolique (méso-diastolique) ; le cœur s'est hypertrophié, mais sans que jusqu'ici la fibre cardiaque ait eu trop à souffrir, sans que le tissu cellulaire ait commencé à l'étouffer.

Avec le bruit de galop gauche présystolique, l'indication est formelle, le cœur a cédé, le ventricule gauche se dilate, parce que les fibres cardiaques sont lésées dans leur structure intime. Cependant la tension artérielle se maintient toujours.

Dès que cette tension artérielle aura fléchi, dès que l'hypotension artérielle est créée, les signes qui la traduisent sont de plus en plus mauvais augure. C'est le cas pour le bruit de galop méso-systolique.

Dans l'embryocardie dissociée, sans tachycardie, le système artériel a perdu son élasticité, mais le cœur ne faiblit pas. Elle ne comporte donc pas les mêmes conséquences que dans l'embryocardie complète. L'apparition de la tachycardie annonce l'état précaire du système cardio-vasculaire tout entier, artères et cœur.

L'embryocardie tachycardique passagère entraîne un pronostic moins sombre, mais à condition que l'embryocardie ne cède pas la place à un des rythmes placés plus bas dans la classification. Il faut, pour que le passage qui s'effectue soit favorable, qu'il se fasse en remontant et non en descendant le tableau.

Permanente, l'embryocardie laisse peu d'espoir. A partir de ce signe, les rythmes qui terminent la nomenclature résultent d'une telle débilité du cœur, que leur apparition ne laisse guère de doute sur l'issue fatale et prochaine.

Rythme de déclenchement, bruits systoliques en écho, disparition du premier ou du second bruit, silence du cœur, sont autant de phénomènes qui précèdent, accompagnent ou terminent le collapsus cardiaque.

TABLE DES MATIÈRES

TABLE DES FIGURES

DU MÊME AUTEUR

Uréomètre, nouvel appareil pour le dosage de l'urée. (Société médicale des hôpitaux, juillet 1879.)

Sur un cas de Kératodermie palmaire et plantaire. (Société médico-pratique, 26 juin 1886.)

Des cirrhoses graisseuses considérées comme hépatites infectieuses (en collaboration avec M. P. Blocq). (Archives générales de médecine, 1888.)

Rupture d'une veine pulmonaire anomale dans la plèvre. (Société anatomique, 30 novembre 1888.)

De l'embryocardie ou rythme fœtal des bruits du cœur. (Thèse de doctorat, 1888.)

Sur un cas de rougeole, date précise de la contagion. (Société médico-pratique, 24 mars 1890.)

Note sur quelques digestions pancréatiques artificielles chez l'enfant à l'état normal ou à l'état physiologique. (Annales de la Policlinique de Paris, septembre 1890.)

Parasitisme cutané : éruptions impétigodes, furoncles, kérato-conjonctivite phlycténulaire, etc. (Progrès médical, 6 décembre 1890.)

Urticaire dans le cours d'un érysipèle. (Annales de la Policlinique de Paris, 5 mars 1891.)

Cas d'angine pseudo-membraneuse à staphylocoques au début de la scarlatine. (Annales de la Policlinique de Paris, mai 1891.)

Durée de l'incubation et de l'invasion de la rougeole. (Annales de la Policlinique de Paris, août 1891.)

Note sur une cause d'erreur dans la recherche de l'iode d'une urine amoniacale. (Annales de la Policlinique de Paris, octobre 1891.)

Saillies molluscoïdes du frein de la lèvre supérieure. (Société anatomique, 27 novembre 1891.)

Particularités anatomiques du frein de la lèvre supérieure. (Annales de la Policlinique de Paris, janvier 1892.)

Ostéo-arthropathie hypertrophiante pneumique chez l'enfant. (Annales de la Policlinique de Paris, mars 1892.)

Urémie fébrile. (Revue de médecine, mars 1892.)

Rashs dans la varicelle (Société médico-chirurgicale, 9 mai, revue générale de clinique et de thérapeutique, n° 24, 15 juin 1892, p. 376.)

Érythème vésiculeux érosif des fesses chez l'enfant, cellulite sous-cutanée prolongée consécutive. (Revue mensuelle des maladies de l'enfance, mai 1892.)

Kystes des ganglions lymphatiques. (Annales de la Policlinique de Paris, juillet 1892.)

Sueurs supplémentaires des règles. (Annales de la Policlinique, août 1892.)

L'urée en pathologie. (Annales de la Policlinique de Paris, octobre 1892.)

Rubéole, forme légère à type morbilleux. (Revue mensuelle des maladies de l'enfance, janvier-février 1893.)

Anasarque et polyurie simple à la fin du choléra. (Annales de la Policlinique de Paris, janvier 1893,)

Rythme fœtal des bruits du cœur sans tachycardie ou embryocardie dissociée (Grasset). (Annales de la Policlinique de Paris, mars 1893.)

Remarques sur l'indicanurie. L'indicanurie dans les fractures. (Annales de la Policlinique de Paris, octobre 1893.)

Traitement de la syphilis de l'enfant par l'emplâtre au calomel de Quinquaud. (Annales de la Policlinique de Paris, mars 1894.)

26 866, — PARIS, IMPRIMERIE LAHURE

9, Rue de Fleurus, 9

Bulletin

des

Annonces.

F. VIGIER

**PHARMACIEN DE Iʳᵉ CLASSE, LAURÉAT DES HOPITAUX ET DE L'ÉCOLE
DE PHARMACIE DE PARIS**

12, BOULEVARD BONNE-NOUVELLE — PARIS

SACCHAROLÉ DE QUINQUINA VIGIER. — **Tonique, re-constituant, fébrifuge,** renfermant tous les principes de l'écorce. — *Dose :* 1 à 2 cuillerées à café par jour, dans une cuillerée de potage, eau, vin.
Prix du flacon représentant *20 grammes d'extrait :* **3 fr.**

PILULES RHÉO-FERRÉES VIGIER, SPÉCIALES CONTRE LA CONSTIPATION. — **Laxatives, n'affaiblissant pas,** même par un usage prolongé, dans le cas de *constipation opiniâtre.* — *Dose :* 1 à 2 pilules au dîner.

PASTILLES VIGIER AU BI-BORATE DE SOUDE PUR. — 10 centigrammes par pastille, contre les *affections* de la *bouche,* de la *gorge* et du *larynx.* — *Dose :* 5 à 10 pastilles par jour.

HYDRATE D'AMYLÈNE VIGIER contre l'**épilepsie** et les **affections nerveuses spasmodiques.** — *Dose :* 2 à 6 cuillerées à bouche par jour. **Administrer cet élixir de préférence dans la soirée.**

CAPSULES D'ICHTHYOL VIGIER à 25 centigrammes. — *Dose :* 4 à 8 par jour, dans les maladies de la peau. — **OVULES D'ICHTHYOL VIGIER,** employés en ginécologie.

EMPLATRES CAOUTCHOUTÉS VIGIER, TRÈS ADHÉ-SIFS, NON IRRITANTS. — ÉPITHÈMES ANTISEP-TIQUES VIGIER. — Remplacent les *Emplâtres, Mousse-lines-Emplâtres de Unna, Sparadraps, Onguents, Pom-mades.* — Les principaux sont : Vigo, rouge de Vidal, oxyde de zinc, boriqué, ichthyol, salicylé, huile de foie de morue créosotée ou phéniquée, etc. — Nous recommandons tout spécialement à Messieurs les Chirurgiens notre **Sparadrap caoutchouté simple,** très adhésif, non irritant, aseptique, inaltérable, et les bandes caoutchoutées.

SAVONS ANTISEPTIQUES VIGIER, hygiéniques, **médi-camenteux.** — Préparés avec des pâtes neutres, ils com-plètent le traitement des maladies de la peau.

TRAITEMENT DE LA TUBERCULOSE par le **CARBONATE DE GAIACOL VIGIER,** en capsules de 10 centigrammes. — *Dose :* 2 à 6 capsules par jour.

MANGANI-FER VIGIER contre l'**anémie,** la **chlorose,** etc. — Le *mangani-fer Vigier* est un *saccharate de manganèse et de fer en dissolution,* d'un goût agréable, *extrêmement assimilable, fortifiant par excellence,* ne *constipe pas,* ne *noircit pas* les *dents.* — *Dose :* 1 cuillerée à soupe au moment des repas.

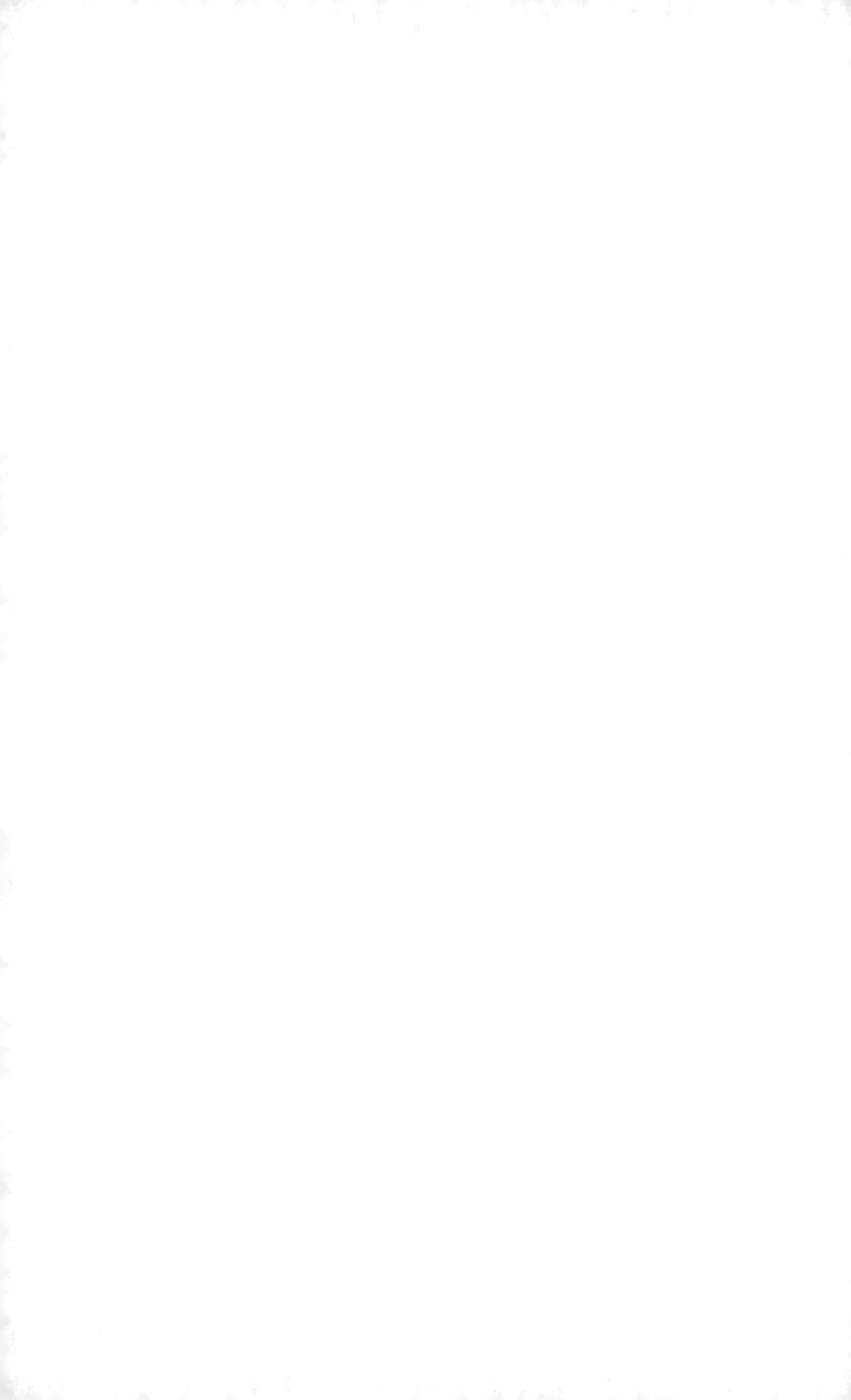

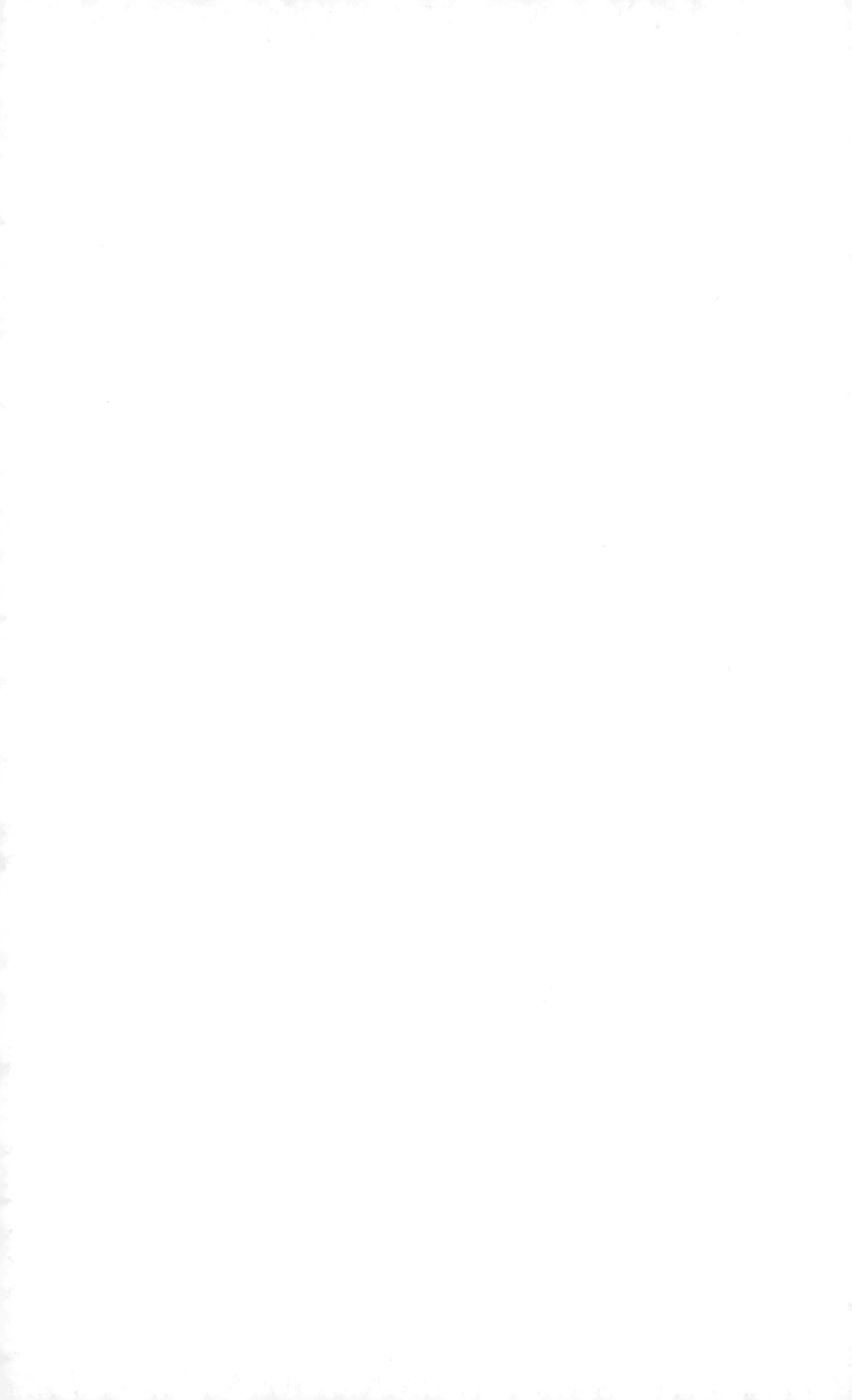

www.ingramcontent.com/pod-product-compliance
Lightning Source LLC
LaVergne TN
LVHW011944180726
843502LV00005B/1333